U0259544

失眠患者这样做不误诊、疗效好、睡得香

主　编：尹国有

副主编：李　广　孟　毅

编　者：尹淑颖　王保民　李洪斌

　　　　李合国　朱　磊　陈玲曾

　　　　徐心阔　饶　洪　韩振宏

江西科学技术出版社

图书在版编目(CIP)数据

失眠患者这样做不误诊、疗效好、睡得香 / 尹国有主编
. -- 南昌：江西科学技术出版社，2019.10
ISBN 978 - 7 - 5390 - 6947 - 0

Ⅰ.①失… Ⅱ.①尹… Ⅲ.①失眠 - 中西医结合 - 治
疗 Ⅳ.①R749.7

中国版本图书馆 CIP 数据核字(2019)第 175113 号

国际互联网(Internet)地址：
http://www.jxkjcbs.com
选题序号:ZK2018241
图书代码:D19010 - 101
责任编辑:张旭 周楚倩
封面设计:傅司晨

失 眠 患 者 这 样 做 不 误 诊 、疗 效 好 、睡 得 香

SHIMIAN HUANZHE ZHEYANG ZUO BU WUZHEN、LIAOXIAO HAO、SHUIDE XIANG

尹国有 主编

出版 发行	江西科学技术出版社有限责任公司
社址	南昌市蓼洲街 2 号附 1 号
	邮编:330009 电话:(0791)86615241 86623461(传真)
印刷	江西千叶彩印有限公司
经销	各地新华书店
开本	710mm × 1000mm 1/16
字数	177 千字
印张	14.5
版次	2019 年 10 月第 1 版 2019 年 10 月第 1 次印刷
书号	ISBN 978 - 7 - 5390 - 6947 - 0
定价	25.00 元

赣版权登字 - 03 -2019 -259

前言

医生与患者,是医疗活动的主要参与者,本应是共同战胜疾病的同一战壕的战友,然而当今在我国,医患矛盾和纠纷时有发生,医患关系紧张是不争的事实。作为患者,由于对疾病的认识不足,对医疗服务的期望值过高,不切实际地要求不论什么疾病能一治就好,加之近年来"红包""回扣"等不正之风的出现,担心过度检查、过度治疗,完全不知道医生说的是不是在忽悠自己,是不是真正能给自己治病,甚至担心自己的病是不是被耽误了;作为医生,不仅工作任务繁重、压力大,还要面对患者及家属的非议和误解,使之经常受气、冤枉,抱怨医疗环境太差,以致产生消极情绪和防御心理。其实,这些完全可以在对疾病有了共同认识之后,通过有效的沟通、相互理解来化解。

我们长期在临床一线工作,深知广大患者尤其是基层患者看病之难,患者心中常有诸多解不开的结;深感医生工作之不易,患者就诊时医生常有很多来不及给患者说的事,有时候医生对疾病也是心有余而力不足。为了拉近医生与患者的距离,满足

1

广大患者与医生多交流、沟通的愿望，告诉患者最应该知道的医学知识，澄清就医过程中存在的种种误区，为患者和医生建立起值得信任的沟通桥梁，避免出现类似"医生到底葫芦里卖的什么药"的疑虑和误会，通过互动、互补和互谅，缓解紧张的医患关系，构建和谐的医患关系，以便患者正确地选择医生看病，把就医的风险和成本降到最低。我们组织有关专家、教授，编写了《门诊来不及问的那些话》系列丛书，《失眠患者这样做不误诊、疗效好、睡得香》是其中之一。

失眠是生活中很容易发生的一种现象，现如今，绝大多数人都有过罹患失眠的病史或正被失眠所困扰。失眠给患者带来肉体和精神上的痛苦，严重影响人们的日常生活和劳动能力。随着我国当今社会化、城市化的高速发展，激烈的社会竞争，快速的学习生活节奏，心理压力增大，导致失眠患者越来越多。什么是失眠？引发失眠的原因有哪些？怎样预防失眠？失眠有哪些治疗方法？医生是不是过度检查、过度治疗了？怎样做才能不误诊、疗效好、睡得香？……人们对失眠的疑问实在太多了。本书以作者在接诊失眠患者过程中，以及失眠患者来信、来电、发微信等咨询时经常提出的问题为基础，以失眠患者最关心的问题为重点，采用患者根据自己的情况提问题、医生予以详细解答的形式，系统地介绍了失眠的防治知识，认真细致地解答了广大失眠患者在就医过程中经常遇到的问题、以解除失眠患者心中诸多的疑虑，希望医生与患者共同努力，找出治疗调养康复良策，早日达到恢复正常睡眠，睡得香甜的目的。

书中文字通俗易懂，内容科学实用，对每一个问题的解答均尽可能做到简单明了，力求让广大读者看得懂、用得上，适合于失眠患者、基层医务人员和广大群众阅读参考。由衷地希望希望失眠患者解除疑惑,找出良方,战胜疾病,远离痛苦,享有健康幸福的人生。

在本书的编写过程中,我们参考了许多公开发表的著作,在此一并向有关作者表示衷心的感谢。由于我们水平有限,书中不当之处在所难免,欢迎广大读者批评指正。

尹国有

2018 年 2 月

目
录 Contents

第五章　失眠患者这样做睡得香·153

第一章 失眠是这么回事

什么是失眠？怎样预防失眠？由于缺乏医学知识，人们对失眠的疑问实在太多了，然而在看病时，由于时间所限，医生与病人的沟通存在诸多障碍，病人常常是该说的话没有说，该问的问题没有问，医生也有很多来不及说的事。本章讲解了失眠是什么、怎样预防失眠等基础知识，相信对您了解失眠有所帮助。

一、人为什么要睡眠？

咨询：我今年28岁，由于家庭不和睦、思想压力大等原因，已经失眠很长一段时间了，我时常在想，如果人不需要睡眠，也就不会有失眠了，那该多好啊！请问**人为什么要睡眠？**

解答：这里首先告诉您，睡眠是生命活动中不可缺少的重要生理功能，是人类健康长寿的保证，睡眠是最好的休息。睡眠和食物一样，对于每个人都是必不可少的，正常睡眠对于人类来说是一个必需的生理过程，是维持人体生理变化必不可少的环节，缺少睡眠和睡眠过多对人体都是有害的。

人类需要睡眠，这是生物学的选择，睡眠的作用极其复杂，概括起来主要有消除疲劳、保护大脑、增强免疫力、促进发育、延缓衰老、调整心理状态以及养护皮肤7个方面。

（1）消除疲劳：睡眠是消除疲劳、恢复体力、储存能量的主要方式。人在睡眠期间体内的合成代谢超过分解代谢，营养吸收加快，有利于脏器合成并制造人体的能量物质，使各种组织消耗的能量得以补充，并为机体活动准备了新的能量，以供机体活动时使用。同时由于睡眠时身体的各种生理活动减弱，如体温、心率、血压下降，呼吸及部分内分泌减少，使基础代谢率降低，从而消除疲劳，使体力得以恢复。

（2）保护大脑：大脑在睡眠状态下耗氧量大大减少，有利于脑细胞能量的贮存，同时睡眠过程中大脑可以对一些很少使用但却至关重要的神经细胞群进行维修和保养，以此保护大脑皮质细胞免于衰竭和破坏，使其功能得以恢复，睡眠是保护大脑、恢复精力的主要方式。同时睡眠有助于记忆的条理化，对记忆有巩固和加强的积极作用，能增强记忆力，保证大脑发挥最佳功能。睡眠充足者其精力充沛、思维敏捷、工作能力增强、办事效率高；若睡眠不足，则会出现倦怠疲乏、情绪不稳、易发脾气、烦躁不安、注意力不集中、反应迟钝、工作能力下降甚至精神错乱,产生幻觉等。

(3)增强免疫力:免疫力是机体对抗外邪侵袭的一种能力,在正常情况下人体能对侵入机体的各种抗原物质产生抗体,并通过免疫反应将其清除,保护人体健康。睡眠能增强机体产生抗体的能力,从而提高机体抵抗疾病的能力,预防疾病发生。同时睡眠可使各组织器官自我康复加快,如一个人感冒发热时,睡一觉醒来便觉得轻松许多,所以充足的睡眠有利于疾病的康复。

(4)促进发育:睡眠与儿童的生长发育有密切的关系。婴幼儿在出生后相当长的一段时间内,大脑继续发育,这个过程离不开睡眠;且儿童在睡眠状态下生长速度增快,因为睡眠期血浆生长激素可以连续数小时维持在较高的水平。还有研究资料表明,小学生的睡眠的好坏与其智力增长密切相关,所以应保证儿童的充足睡眠,以利于其生长发育,提高智力,增强体质。

(5)延缓衰老:充足的睡眠、均衡的饮食和适当的运动是国际社会公认的三项健康标准,良好的睡眠是健康的标准之一,有调查表明,健康长寿的老人都有一个良好而正常的睡眠。内分泌调节因素中生长激素在睡眠中占有很重要的地位,大约70%的生长激素均在深睡中产生,其分泌的数量与深睡时间的长短呈正比。人类在三四十岁以后,24小时生长激素的分泌水平减少3~4倍,可能对机体的衰老过程有重要影响。现代科学研究证实,睡眠不足者的血液中β–脂蛋白和胆固醇增高,这些变化助长了动脉粥样硬化,使得发生心脏病的机会增加。美国的一个研究小组通过调查100多万人的研究,他们发现30岁左右的人一天睡眠如果低于5小时,他们的死亡率要比睡眠正常的人高10%,因此充足的睡眠可增进健康,延长寿命。

(6)调整心理状态:通过睡眠可以调解人的心理异常,稳定情绪,使亢奋得以抑制,精神沮丧得以缓解,工作充满活力,注意力集中,创造最佳工作状态。

(7)养护皮肤:睡眠时气血归于体内,皮肤毛细血管血液循环活跃,其分泌物质和清除废物过程增强,加快了皮肤的再生,所以充足而有规律的睡眠也是促进皮肤血液循环、健肤美容的保证。

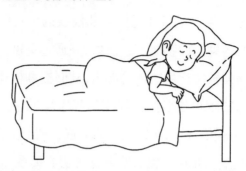

二、睡眠的过程是怎样的?

咨询:我今年 56 岁,患失眠已经有很长一段时间了,自从患病后我特别关注有关睡眠方面的知识,听说睡眠是有其周期变化的,我想了解一下,请您告诉我**睡眠的过程是怎样的?**

解答:正像您所说的那样,人的睡眠不是单纯的、始终如一的状态,而是有其周期性变化的,下面给您简要介绍一下睡眠的过程。

科学家利用睡眠脑电图和多导睡眠图对睡眠进行了大量的研究,通过监测发现,人的整个睡眠过程大致可分为两种不同的时相状态,即慢波睡眠和反常睡眠。这两种睡眠相互交替出现,构成了一个完整的睡眠周期。正常成人每晚 6 ~ 9 小时的睡眠中,这两种睡眠状态要交替 3 ~ 4 次。

(1)慢波睡眠:慢波睡眠又称慢动眼相睡眠、非快动眼相睡眠、浅睡眠,占全部睡眠时间的 75% ~ 80%。慢波睡眠时,人们安睡无梦,副交感神经兴奋显著,如血压、脉搏、呼吸、新陈代谢等均降低,而胃肠功能活动略增强。根据睡眠深浅程度的不同,又将慢波睡眠分为入睡期、浅睡期、中度睡眠期以及熟睡期 4 个阶段。

入睡期:入睡期又称打盹浅睡,占睡眠时间的 5% ~ 10%,在刚入睡的 2 ~ 3 分钟里,睡眠不实,是一种似睡非睡的状态,稍受一点外界刺激就能立即警觉并清醒过来,不少人在此期常认为自己还未入睡,这时脉搏比清醒时略慢一些,呼吸也低沉起来,眼球像钟摆一样的左右移动。

浅睡期:浅睡期约占睡眠时间的 5%,是紧接着入睡期之后的睡眠状态,这时人们对小的声响是没有感觉的,有轻微的鼾声呼吸,由浅睡向酣睡发展,眼球偶尔移动或没有眼球移动,此期一般持续 10 分钟左右。

中度睡眠期:中度睡眠期占整个睡眠时间的 10% 左右,在此阶段人的脑波趋于平稳,脉搏跳得更加缓慢,完全丧失了意识,眼球不再移动,即使外界给予刺激,也很难醒过来,这一阶段一般保持 20～30 分钟。

熟睡期:熟睡期的睡眠最深最熟,大约保持 30～50 分钟,此期的脑波比中度睡眠期还要平缓一些,脉搏降到了每分钟 50～60 次,眼球仍然一动不动,身体也保持不动的状态,全身肌肉松弛,对外界声音没有反应,只有使劲晃动才能勉强地醒过来,在整个睡眠周期中这一阶段占的比重最大。

(2)反常睡眠:反常睡眠又称深睡眠、异相睡眠、快动眼相睡眠,占全部睡眠时间的 20%～25%。在慢波睡眠过程中,每隔 80～120 分钟,即紧连在熟睡期之后,就会出现一阵反常睡眠。

反常睡眠状态持续 20 分钟左右。这期间脑波的表现和入睡期完全相同,睡的不实,但是肌肉却呈现出一种极度松弛的状态,即使施加一点外界刺激,也很难使其醒过来。此时眼球就像醒着时那样快速转动着,体温、心率也较前阶段升高和加速,呼吸变得时快时慢,呈现出不规则的状态,身体部分肌肉,如口角肌、面肌、四肢某些肌肉群可出现轻微抽动,在婴幼儿时期可表现为吮吸、微笑、手足移动或短促发声等现象。在慢波睡眠时大脑处于睡眠状态,而进入此期间全身肌肉松弛,身体处在一种睡眠状态,大脑却醒过来了,而且这期间是每个人晚上做梦的时期,人的胃肠活动是增强的,胃液分泌旺盛,大脑血流量也明显增加,肾脏分泌、浓缩尿液的功能也增强了。

在一个睡眠周期中,睡眠时相的持续时间及比率除了因人而异外,随着年龄增长也发生着相应的变化。反常睡眠随着年龄的增长而明显减少，清醒进入深睡眠的时间逐渐延长，深睡眠时间逐渐减少，而停留在浅睡阶段的时间却较长。对于成年人来说，一般由清醒到第四阶段熟睡期需 80~120 分钟，接着进入反常睡眠，之后再转入慢波睡眠的周期，如此反复循环。睡眠是一种正常的生理现象，每个人在其漫长的生活中，都形成了自己的睡眠习惯。一般来说，正常人必须从清醒状态经过慢波睡眠阶段才能进入到反常睡眠，其中反常睡眠是睡眠很重要的阶段。

三、什么是生物钟？与睡眠有什么关系？

咨询：我今年 29 岁，是造纸厂工人，患失眠已 1 年余，咨询厂卫生室的医生，说是由于生物钟打乱引起的，我想知道**什么是生物钟？与睡眠有什么关系？**麻烦您给我介绍一下。

解答：人的生命过程是复杂的，又是奇妙的，它无时无刻不在演奏着迷人的"生物节律交响乐"，这就是通常人们所说的生物钟。生物钟也叫生物节律、生物韵律，指的是生物体（包括生理、行为及形态结构）随时间变化而呈周期性变化的现象。科学家发现，生物钟是多种多样的，就人体而言，已发现一百多种。生物钟对人健康的影响是非常大的，人类都是按一昼夜为周期进行作息的。

睡眠就是生物钟现象之一。在长期的生活实践中，每人都有自己的睡眠习惯，有的人习惯于早睡早起，有的人却习惯晚睡晚起，有的人则定时睡觉，定时醒来。当然，这与长期养成的习惯有关，但与人体睡眠－觉醒周期的生物钟现象也是分不开的。人体本身是有其独特的白天黑夜规律的，有些人对这种规律十分敏感，一进入夜晚该睡的时候就昏昏欲睡，到早晨某一特定时间则一定醒来。这种生物钟节律并不是被动的、继发的应答反应，而是身体内部一种内在性的主动过程，即使将环境中的各种因素都严格控制在恒定状态，其生物钟节律现象也会照样出现。

所以我们要充分认识规律生活、按时作息的重要性,维护好自己的生物钟,发挥它良好的促进健康作用。要自觉地去规范自己的生活、工作和一切活动,去适应机体内在的规律性变化,以保护自己的身体健康。不要违反客观存在的自身生物节律,与人体的生物钟运转相悖,使自己的生活、工作、起居没有规律,那样就会导致体内的各种生理活动紊乱,结果致使身体逐渐衰弱,出现失眠,继而高血压、高脂血症、糖尿病、冠心病等疾病就会逐渐发生。

四、睡眠的类型有哪些?

咨询:我今年40岁,是中学教师,每天睡的早起的也早,同事说我属于典型的早睡早起型,听说睡眠的类型有很多,早睡早起只是其中的一种,请您给我讲讲**睡眠的类型有哪些?**

解答:日出而作,日落而息,按正常的睡眠节律是白天清醒,黑夜睡眠,人类的觉醒和睡眠如同大自然的白昼与黑夜、太阳与月亮的交替变化一样,是一种受生物钟控制的节律,称为觉醒-睡眠节律,调控这一节律的生物钟就位于神经系统的高级中枢——下丘脑视交叉上核的组织结构内。人的睡眠习惯不一样,其睡眠的类型也不尽相同。就生活中所见,睡眠有早睡早起型、早睡晚起型、晚睡早起型、晚睡晚起型等类型。无论哪种类型的睡眠,往往都是由个人长期生活、工作习惯所养成的,因此睡眠类型是可以改变的。

(1)早睡早起型:早睡早起型也称云雀型,此类型的人夜晚9~10时上床,早上5~6时起床,符合中国传统习惯,被称为正常睡眠型。这些人一旦入睡,其睡眠质量是比较好的,白天的精神状态也饱满,所以有"早睡早起身体好"之说。

(2)早睡晚起型:早睡晚起型的人夜晚9~10时上床,早上7时以后起床,这种人由于睡眠时间较长,白天精神较好,但由于整夜睡眠较浅,晚上精力变差。

（3）晚睡早起型：晚睡早起型的人通常在深夜 12 时以后上床，早上 6 时左右即起床。此型多见于年轻人，他们往往贪恋夜间工作、学习效率高而不断推延入睡的时间，有些贪玩的人晚上去舞厅、打麻将、上网等，深夜才入睡。这些人容易入睡，睡得也很深，但白天精力不如晚上，容易失眠。晚睡早起型常不能适应集体生活，别人都睡了，就他睡不着，这需逐渐调整睡眠节律，适应正常的作息方式。

（4）晚睡晚起型：晚睡晚起型也称"猫头鹰"型，此类型的人通常深夜 12 时以后上床，早上 9 时左右起床，其总的睡眠时间并不短，如果工作允许，这习惯并非什么大问题，如作家、画家、书法家等，有些领袖人物就喜欢夜间办公，上午睡觉，已成习惯，对身体并无损害。但对于一般工作人员和学生来讲是不适宜的。

五、正常睡眠需要哪些条件？

咨询：我今年 27 岁，已经失眠半年了，我知道保持良好的睡眠十分重要，正常睡眠需要一定条件，要克服失眠首先要创造良好的睡眠条件，请您告诉我**正常睡眠需要哪些条件？**

解答：人们常说"能吃能睡无大碍，不吃不睡病自来""日思三餐，夜思一宿"。在人的一生中，大约有三分之一的时间是在睡眠中度过的。睡眠和食物一样，对于每个人都是必不可少的，是保证机体正常活动、维持身心健康的前提和基础，是生命活动中不可缺少的重要生理功能，是人类健康长寿的需要，睡眠是最好的休息。

虽然说人类产生睡眠并不需要任何条件，一旦睡眠机制启动就会出现睡眠，但是真正使人进入良好睡眠，达到入睡顺利、睡眠过程良好、觉醒后有清新爽快舒适之感，是有一定条件的。通常认为正常睡眠必须要有稳定的情绪、安静的环境、舒适的卧具、适宜的光线和温度、充足的时间、健康的身体，同时要养成良好的生活习惯,改正睡前的不良习惯,尽可能不用助眠措施,并注意午休。

(1)稳定的情绪:稳定的情绪是正常睡眠的前提和基础,情绪不稳定,焦虑、忧愁、兴奋、愤怒、悲伤、恐惧等,均不利于睡眠。

(2)安静的环境:安静的环境是正常睡眠必需的条件之一,居住环境嘈杂,有噪声等,均影响睡眠。

(3)适当的卧具:适当的卧具能保证舒适的睡眠,卧具不舒适容易在睡眠过程中出现肩背酸痛、头痛等,影响睡眠。

(4)适宜的光线和温度:居室保持适宜的光线和温度有利于正常睡眠,强光的刺激,室温过冷过热等,均影响睡眠。

(5)充足的时间:充足的时间是睡眠得以维持的基本条件,没有充足的时间就不可能保证充足有效的睡眠。

(6)健康的身体:正常睡眠是身体健康的标志之一,身体不健康,疾病缠身,对睡眠大有影响。

(7)必要的体育锻炼:坚持必要的体育锻炼可改善大脑皮质功能,纠正失眠,对保持正常睡眠大有好处。

(8)改正睡前的不良习惯:睡前的不良习惯,如睡前饮茶、咖啡等,均不利于正常睡眠,为了保证充足有效的睡眠,必需改正睡前的不良习惯。

(9)尽可能不用药物帮助睡眠:药物虽然能帮助睡眠,但长期靠服用药物助眠对身体健康可产生诸多不利影响,所以应尽可能不用药物帮助睡眠,在不服用药物前提下的睡眠才称得上正常睡眠。

(10)注意适当的午休:适当午休是人体健康的需要,注意适当的午休也是正常睡眠所需的条件之一。

六、睡眠时打鼾属于正常吗?

咨询:我今年17岁,是高中二年级学生,我们寝室的同学说我每天晚上睡觉时都打鼾，影响他们休息。我也有点不放心，担心患有什么病，请您告诉我**睡眠时打鼾属于正常吗?**

解答:打鼾是睡眠期间由于气流不畅,高速气流冲击气道而发出的声响。打鼾的主要原因是由于睡眠时尤其是深睡眠时全身肌肉松弛,使悬雍垂下垂,受到呼吸时气流的冲击而发出的声响。此外,呼吸道受阻(如慢性阻塞性肺气肿),肥胖尤其是颈部肥胖等,也都是打鼾的原因。

大约50%的人睡眠时有打鼾,打鼾本身并无很大的危险性,一般不会影响打鼾者本身的睡眠和健康,但可干扰他人的安宁。个别打鼾严重者可能是睡眠呼吸暂停综合征的最初阶段。另外,肥胖者随着体重的增加,口咽部的气道进一步狭窄,从而发展为睡眠呼吸暂停综合征。这些患者常在夜间憋醒,睡眠质量下降,醒后感觉乏力,昏昏欲睡,长期下去,体内严重缺氧和二氧化碳潴留,易引起严重的心、脑、肺等并发症。此外,服用含酒精的饮料和精神安定剂、催眠剂、抗组织胺类药物等,均可加重打鼾。

由上可以看出,轻度的打鼾对人体并无什么大碍,对于重度打鼾者,则应到正规医院做鼻腔、口腔、软腭、咽喉及颈部检查,以找出原因,进行有针对性的防治。

七、睡眠中为什么流口水?

咨询:我今年36岁,平时并没有什么不舒服的感觉,自认为身体很健康,让我烦恼的是晚上睡觉总流口水,有时一觉醒来把枕巾都弄湿了,请您给我讲讲**睡眠中为什么流口水?**

解答:口水是由舌下腺、颌下腺、腮腺等唾液腺通过外分泌管道分泌到口腔的津液,正常每日约分泌1500毫升。一般而言,3~4个月的婴儿,由于饮食中逐渐补充了含淀粉多的食物,口水分泌量会大大增加,再加上婴儿吞咽功能尚未健全,闭口、开口动作不协调,口水便会流出来。7~8个月的婴儿,由于牙齿萌生对口腔神经的刺激,唾液分泌量更为增加,口水分泌会更多,宝宝逐渐长大后,唾液分泌功能和吞咽功能渐趋完善,口水便会逐渐消失。

　　成年人睡眠中流口水者也不少见,究其原因主要有以下几个方面:①口腔卫生习惯不良,牙缝里食物残渣,尤其是糖类物质的积聚,容易发生龋齿、牙周病等导致睡眠时流口水;②一些不良习惯,如啃指甲、吐舌、咬铅笔等造成前牙畸形,导致睡眠时口水流出;③唾液分泌由神经调节,若调节障碍,也会出现睡眠中流口水的现象;④睡眠时由于体位的关系,侧身睡、头偏向一侧也容易流口水。防治的方法是要注意口腔卫生,养成饭后漱口、睡前刷牙的良好卫生习惯。也可以请口腔科医生去除牙石,并服用维生素 C、维生素 B_2 等药,消除牙龈炎,减少口腔内的不良刺激。

八、影响睡眠的四要素是什么?

咨询:我今年 26 岁,近段时间总是失眠,我知道保持良好的睡眠十分重要,有很多因素影响睡眠,听说有影响睡眠的四要素,但不清楚具体内容,请问**影响睡眠的四要素是什么?**

解答:如果以每天睡眠 8 小时计算,在人的一生中,大约有三分之一的时间是在睡眠中度过的。睡眠的好坏与人的心理和身体健康息息相关,睡眠的用具、睡眠的姿势、睡眠的时间以及睡眠的环境对睡眠质量的影响很大,此乃影响睡眠的四要素,注意影响睡眠的四要素,对改善睡眠,保持充足有效的睡眠大有帮助。

　　(1)睡眠的用具:无论是南方的床,还是北方的炕,在安放或修造时,都应南北顺向,入睡时头北脚南,使机体不受地磁的干扰。床的硬度宜适中,过硬的床会使人因受其刺激而不得不时常翻身,难以安睡,睡后周身酸痛。枕头高度的选择,一般认为正常人仰卧位枕高 12 厘米左右,约与个人拳头等高,侧卧与肩等高较为合适,过高过低不仅易引发颈椎病,还影响正常睡眠。

（2）睡眠的姿势：人的睡眠姿势一般是仰卧或侧卧，对于侧位睡姿者，宜经常改变侧卧的方向。有心脏疾患的人，最好取右侧卧位，以免增加心脏负担而使发病的几率增加；患有高血压病者，应注意适当垫高枕头；患有肺部疾患者，除垫高枕头外，还要经常改换睡侧，以利痰涎的排出；胃脘部胀满不适和有肝胆系统疾患者，以右侧位睡眠为宜；四肢疼痛者应尽量避免压迫痛处而卧。总之，选择舒适、有利于缓解病痛的睡姿，对保持良好的睡眠大有帮助。

（3）睡眠的时间：睡眠的时间一般应维持 7~8 小时，但不一定强求，应视个体差异而定。入睡快而睡眠深、一般无梦或少梦者，睡上 6 小时即可完全恢复精力；入睡慢而浅睡眠多，常多梦、噩梦者，即使睡上 10 小时，精神仍难清爽，应通过各种治疗，以获得有效睡眠。由于每个人有不同的生理节奏，在睡眠早晚的安排上要因人而异。

（4）睡眠的环境：睡眠的好坏，与环境关系密切，居住环境嘈杂、住房拥挤、卧具的不舒适、空气污染或突然改变睡眠环境，噪声、强光的刺激，气温的过冷或过热，以及蚊子、跳蚤等的侵扰都会影响睡眠而出现失眠。要选择空气清新、光线柔和、温度适宜、居室安静的睡眠环境，以保证舒适、充足的睡眠。

九、不良的睡眠习惯有哪些？

咨询：我是失眠患者，我知道要保持高质量的睡眠，防治失眠，必须有一个良好的睡眠习惯，改变不良的睡眠习惯对失眠患者来说十分重要，请您告诉我<u>不良的睡眠习惯有哪些</u>？

解答：睡眠并不像人们常说的那样"想睡就睡"就可以了，某些不良的睡眠习惯往往是长期失眠的主要原因。要保持高质量的睡眠，防治失眠，必须有一个良好的睡眠习惯。对失眠患者来说，改变不良的睡眠习惯可以收到意想不到的效果。不良的睡眠习惯有很多，下面几种是日常生活中较常见者，应注意克服。

(1)饮酒催眠:酒喝得多了,会在醉后呼呼大睡。有一些人以此为据,认为睡不好时只要在临睡前饮点酒,失眠的问题就解决了,其实这一观点是错误的。借饮酒催眠,不仅达不到治疗失眠的目的,长此以往对身体也是极为有害的。酒的成分是酒精(又称乙醇),酒精具有兴奋作用,不少人在酒桌上几杯酒下肚后便会话多而滔滔不绝,情绪异常兴奋,自我控制能力下降,若此时再加码续杯,会出现吐字不清、步态不稳,不胜酒力者就会醉倒不起,但醉的时间一般不会太长,两三个小时就会醒过来,而且酒有耐受性,随着酒量的渐渐增大,要达到醉酒程度的酒量也必定随之上升,若不加量,睡眠持续时间会越来越短。由此可见,欲以酒助眠,不仅不能从根本上解决失眠的问题,反倒可能成为一个酒精依赖者。同时 90% 的酒精是经肝脏代谢分解的,过量饮酒对肝脏的损害极大,酒精对神经系统、生殖系统等也有损害,过量饮酒还可出现酒精中毒等。借饮酒催眠无异于饮鸩止渴,所以请失眠者切记,千万不要用此法催眠了。

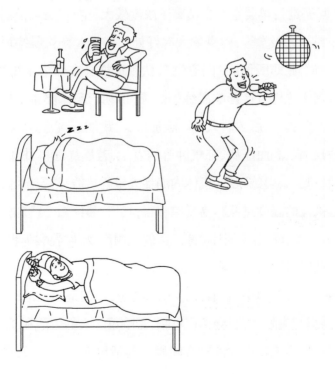

（2）蒙头而睡：有的人以为蒙着头睡觉外界刺激减少，睡得更香甜，其实蒙着头睡觉是不可取的。因为被窝因蒙头大睡氧气会越来越少，二氧化碳越来越多，人体需要的氧气得不到满足，就会使体内缺氧。首先便是脑部缺氧，结果不是梦多就是做噩梦，容易被惊醒，有时甚至会被憋醒，而且醒后头昏脑涨、胸闷气短，对消除疲劳不利，完全没有睡觉醒后轻松愉快的感觉。

（3）戴东西睡觉：戴东西睡觉也是不良的睡眠习惯，应注意纠正。有的人喜欢戴着手表或挂表睡觉，有的人贪图方便晚上睡觉时枕边喜欢放着手机，殊不知不但其声响影响睡眠，电子设备释放出的电磁波日久也会影响人的神经系统，致使其功能紊乱，对睡眠不利。妇女戴乳罩是为了展示美和保护乳房，晚上戴乳罩睡觉就完全没有必要。美国夏威夷文明病研究所曾通过对 5000 名女性进行调查发现，每天戴乳罩超过 12 小时，乳腺癌的罹患率比短时间戴或根本不戴的人高出 20 倍以上，所以睡前不要再戴上。

（4）睡"回笼觉"：早晨空气中负离子浓度较大，空气新鲜，清晨起床后到户外跑步、散步或打太极拳等，对身体大有好处。有些人喜欢晨练后再回卧室解衣上床睡上一觉，此即所谓的"回笼觉"，认为这样会在体力上得到补充，白天精力更充沛，其实这样直接影响晨练的效果，不利于身体健康。早晨起床后以不睡回笼觉为好，其一，晨练时人们呼吸加快，心跳加速，心肺功能得到加强，这有利于延缓冠心病、高血压病、肺气肿等的发生，若晨练后再补睡一觉，对心肺功能恢复不利；其二，晨练以后，机体内消耗大量的热能，常有出汗，此时若重新钻入被窝，因被窝的温度过低容易受凉感冒；其三，晨练后心跳加快，大脑兴奋，难以直接进入梦乡，而且肌肉因晨练产生的代谢产物，如乳酸等也不易消除，反而使人感到四肢松弛无力，周身不爽。

（5）夜晚过度娱乐：城市的夜生活五彩缤纷，尤其是娱乐活动较多，但夜晚过度娱乐容易引起失眠，有时会彻夜难眠，影响第二天的生活和工作，对身体健康也有害无益，失眠患者更要注意夜晚娱乐要适可而止，不能过度。打麻将是一种益智和有趣的娱乐方式,在较短的时间内玩一玩有益于调节精神,解除疲劳,如长时间打麻将易使大脑过度紧张、兴奋,妨碍睡眠。有些人喜欢跳舞,但不要痴迷于舞场,如果跳舞时间过长,可造成血管痉挛,易发生头痛,还能使大脑兴奋,加重失眠。

(6)睡前饮浓茶、咖啡:合理的饮茶不仅能爽神益智,对多种疾病也有辅助治疗作用。中医认为,茶有止渴、提神、消暑、强心、利尿、消食、解腻、明目、益智等功效。茶中除了含有咖啡因、芳香油类、多种维生素、氨基酸及无机盐外,还含有一种能加强毛细血管韧性的茶鞣酸,对神经系统有较好的营养及调节作用。失眠者适时、适量饮浓茶和咖啡,可提高中枢神经系统的兴奋性,增强记忆力,消除疲劳,提神醒脑。但应注意睡前不要饮浓茶、咖啡,睡前饮浓茶、咖啡会因其兴奋作用而影响睡眠,失眠者睡前饮浓茶、咖啡是不可取的。

(7)临睡前思考问题:临睡前动脑筋思考问题,这是一种不良的习惯,往往因为考虑问题使大脑过度兴奋而引起失眠,应该改变这个习惯,在上床睡觉之前把明天要做的事记在本子上或记事牌上,然后坦然上床睡觉。同样,对容易激动兴奋的人来说,睡前不宜进行激动人心的讲话,不宜看扣人心弦的书刊,不宜观看使人难以忘怀的电影和戏剧。使大脑进入抑制状态,就不会引起大脑皮质过度兴奋而影响睡眠了。

十、什么是失眠?

咨询:我今年 36 岁,是小学教师,近段时间晚上睡觉时总是难以入睡,医生说是失眠。邻居刘老师时常早醒,医生说他也是失眠,听说失眠的情况各不一样,请问**什么是失眠?**

解答:的确像您听说的那样,失眠的情况是各不一样的。夜幕降临,繁星闪烁,辛勤劳作了一天的人们渐渐地进入甜美的梦乡,然而在我们中间,并不是每个人都能顺利地睡眠,有的入睡困难,上床很难马上睡着;有的睡不安稳,噩梦频频,容易惊醒;有的早醒,醒后不能马上入睡;更有甚者在床上辗转反复,彻夜难眠,苦不堪言,其实这都是失眠了。

失眠即睡眠障碍,是指睡眠时间和质量不能达到正常睡眠要求,从而出现疲乏、注意力不集中、情绪不佳等不适的感觉。睡眠的时间和质量要以平时睡眠习惯为标准,而且只有连续无法正常成眠时间至少在3周以上,才称得上患有失眠症。失眠是中枢神经系统功能失调的反映,失眠可以表现出多种多样的情况,如难以入睡、早醒、睡眠中易醒、醒后难以再度入睡、睡眠质量下降(表现为多梦)、睡眠时间明显减少等。

失眠是生活中最容易发生的一种现象,在人的一生中,绝大多数都有过罹患失眠的病史或正被失眠所困扰。失眠是当今社会人们普遍存在的痛苦之一,它可能是除疼痛以外最常见的临床症状,失眠给患者带来肉体和精神上的痛苦,严重影响人们的生活质量和劳动能力。随着我国目前社会化、城市化的高度发展,社会竞争的激烈,学习生活节奏的加快,心理压力增大,导致失眠症患者越来越多。失眠症已经得到越来越多地关注,2001年国际精神卫生和神经科基金会提议把每年3月21日设为世界睡眠日,以宣传普及睡眠知识,在全球开展睡眠与健康活动,唤起全民对睡眠重要性的认识。

十一、失眠的发病情况怎样?

咨询:我患有失眠,我爱人也患有失眠,我知道失眠在人群中有较高的发生率,失眠的发病与性别、年龄等因素有密切关系,我想知道**失眠的发病情况是怎样的?** 请您给我介绍一下。

解答:正像您所知道的那样,失眠是生活中最容易发生的一种现象,在人群中有较高的发生率,同时失眠的发病与性别、年龄以及职业等因素有密切的关系。您想了解失眠的发病情况,下面简要介绍一下,希望对您有所帮助。

失眠在人群中有较高的发生率,据统计全球约30%的人群有睡眠困难,约

10%以上存在慢性失眠(入睡或保持睡眠困难)。随着人类文明步伐的加快，人均寿命的延长，工作、精神压力的加重以及锻炼机会的减少等因素，使失眠的发病率持续攀升，严重影响人们的正常生活和身体健康，现代人正面临失眠越来越严重的侵袭。据国外流行病学调查显示，有20%~30%的成年人有睡眠问题，老年人则高达35%。1995年世界卫生组织的调查显示，在美国，失眠的发病率为35.2%，巴西为40%，英、法等国也在25%~30%，日本为20%。我国失眠的发病率也居高不下，据不完全统计，目前我国有四分之一的老年人、六分之一的青年人有不同程度的失眠。

大量调查显示，失眠的发病与性别、年龄以及职业等因素有密切关系。从性别上看，无论男性女性，年龄在40岁以内发病率相似，而在40岁以上年龄段中女性发病率要比男性略高，约占59%，而且脑力劳动者高于体力劳动者。女性发病率较高的原因，除了与月经期、绝经期和妊娠期引起的内分泌功能失调有关外，可能还与女性除工作外，还承受着更多的抚养子女、照料老人等家务负担有关，再加上女性性格大多有较细心负责的特点，使她们更易出现精神方面的障碍而影响睡眠。

从职业上来看，脑力劳动者发病率较高，而体力劳动者发病率相对较低。首先是白领睡眠障碍发病率最高，其中尤以财会人员为最高；其次是以承受压力较大的干部、经理、管理阶层以及医生、教师为多，而工人、农民等体力劳动者普遍较低。拿财会工作人员来说，长期和数字打交道，易引起精神亢奋而致失眠。有资料显示，心理门诊的患者中因睡眠障碍引起精神性疾患的比例也很高。

十二、引发失眠的原因有哪些？

咨询：我今年36岁，患失眠已经有一段时间了，很是痛苦，我知道引发失眠的原因多种多样，消除引起失眠的原因是治疗失眠的重要一环，请您告诉我**引**

发失眠的原因有哪些?

解答:正像您说的那样,引发失眠的原因复杂多样,任何可引起大脑中枢兴奋性增加的因素都可能成为失眠的原因,消除这些原因是治疗失眠的重要一环。

环境因素、行为因素、疾病因素、精神因素以及药物和嗜酒因素等,都可以通过影响大脑正常的兴奋和抑制过程而导致失眠,同时同一患者的失眠常可能不止一个原因,不过从现实生活来看,精神因素引发的失眠较为常见。

(1)环境因素:环境因素是引发失眠最常见的原因之一,居住环境嘈杂、住房拥挤、卧具的不舒适、空气污染或突然改变睡眠环境,噪声、强光的刺激,气温的过冷或过热,以及蚊子、跳蚤等的侵扰都会影响睡眠而出现失眠。

(2)行为因素:不良的生活习惯,如睡前饮茶、饮咖啡、吸烟等;经常日夜倒班工作,以及长期夜间作业、流动性工作如出差等,都可致使睡眠节律改变而引发失眠。此外生活无规律,入睡无定时,过度娱乐,以及跨时区的时差反应等,也均可引起体内生物钟节奏的变化而出现失眠。另外饮食过饥或过饱、疲劳、兴奋等,也可引起失眠。

(3)疾病因素:任何躯体的不适均可导致失眠,失眠与很多疾病有关,或者说有不少疾病会引起失眠。失眠往往是一张"面具",其背后常常还隐藏着其他疾病。诸如神经衰弱、精神分裂症、情感性疾病、绝经期综合征、甲状腺功能亢进、肺心病、过敏性疾病、中枢神经系统疾病、高血压病、膀胱炎、冠心病、营养不良以及各种疼痛性疾病等等,都可引起失眠。

(4)精神因素:精神因素是引起失眠的主要原因,生活和工作中的各种不愉快事件致使焦虑、忧愁,过度的兴奋、愤怒,持续的精神创伤导致的悲伤、恐惧等,均可引起失眠或加重失眠。多数失眠者因为工作压力大,过于疲惫和思虑过多而阻碍良好的睡眠。患者由于过分地关注自身睡眠问题反而不能保证正常的睡眠,有时即使睡着了也是噩梦不断,出现恶性循环。

（5）年龄因素:失眠与年龄密切相关,年龄越大越容易失眠,老年人入睡时间往往延长,再加上夜尿多、睡眠浅、易醒等原因,因此老年人失眠的发生率比年轻人要高得多。

（6）药物和嗜酒因素:药物是引起失眠的另一祸手,有些失眠纯粹是由药物引起的,即药源性失眠。能引起失眠的药物常见的有平喘药、安定药、利尿药、强心药、降压药、对胃有刺激的药以及中枢兴奋药等。另外,长期服用安眠药,一旦戒断也会出现戒断症状,比如睡眠浅、噩梦多等。偶尔适量饮酒可能有促进睡眠的作用,但若长期饮酒,就像吃安眠药一样会上瘾,久而久之将影响正常睡眠,出现失眠。

十三、失眠的危害有哪些?

咨询:我今年 49 岁,是失眠患者,本以为失眠不是什么大问题,昨天听乡医院的医生说长期严重失眠会对人体健康产生不同程度损害,我有点不放心,请问**失眠的危害有哪些?**

解答:这里首先告诉您,失眠确实会对人体健康产生诸多损害。我国民间有"经常失眠,少活十年"的说法,科学研究表明,人不吃饭能活 20 天,不喝水能活7 天,而不睡觉却只能活 5 天,可见失眠对人体健康危害之大。睡眠对人体具有各种保护功能,偶尔失眠对身体并无多大损害,但如果长期严重失眠,将会对人体健康产生不同程度的损害。

（1）长期失眠,人的大脑得不到充分的休息,就会使人的注意力不集中,使大脑的创造性逻辑思维能力下降,记忆减弱,甚至会使运算和处理事物的能力受到影响,从而使有关的精神活动和工作、学习效率明显下降。

（2）睡眠不足可引起人体的交感神经功能亢进,兴奋性增加,白天和黑夜的代谢率增高,免疫力被削弱,影响整个人体功能的恢复。这样势必会使对各种疾病的抵抗力减弱,由此会导致各种疾病的发生,或使原有的多种疾病症状加重。与正常人相比,失眠者明显出现神倦乏力,精神不振,易患感冒、胃肠道疾病、脱发、白内障等病。同时长期失眠还会引起血中胆固醇含量增高,若运动量减少,极易引起肥胖,使高血压、糖尿病、心脏病等的发病几率增加,甚至易发生脑卒中。

(3)对处于生长发育阶段的儿童来说,失眠不仅会影响身体健康,还可因生长激素在失眠时的分泌减少而影响其生长发育。因为儿童的生长发育除了与遗传、营养、锻炼等因素有关外,还与生长素的分泌有一定的关系,生长素是下丘脑分泌的一种激素,它能促进骨骼、肌肉、脏器的发育,儿童在熟睡时生长素有一个很大的分泌高峰,随后又有几个小的分泌高峰。有个别家长只单纯要求孩子优异的学习成绩,却往往忽视了应给孩子每天充足的睡眠时间,如果孩子经常失眠或睡眠明显不足,生长素的分泌就会减少,一两年后,孩子的身高就会明显低于睡眠充足的孩子。

(4)失眠还影响皮肤健康,人们常说"失眠是美容的大忌",经常失眠,睡眠不足的人,由于皮肤毛细血管血液循环受阻,皮肤细胞得不到充足的营养,而影响皮肤的新陈代谢,加速皮肤的衰老,使皮肤色泽晦暗,眼袋发黑,易生皱纹,显得苍老。而健康睡眠者的面色红润有光泽,双目灵活有神,显得神采奕奕,精神焕发,年轻漂亮。

(5)经常失眠、睡眠不足或睡眠紊乱会影响人体内细胞的分裂,澳大利亚科学家的研究表明,人体内细胞的分裂多在睡眠之中进行,严重失眠会影响细胞的分裂,易产生细胞突变而导致癌症的发生,严重威胁着人类的健康。

(6)长期失眠可导致人体自主神经功能紊乱,内分泌失调,而引起轻重不等的各种精神障碍,终日恐惧胆怯,急躁易怒,心情沮丧焦虑;男子阳痿、性欲减退等。轻者出现神经衰弱,较重者易导致抑郁症、焦虑症、精神分裂症等精神性疾患的发生;老年人则往往易表现出情绪低落,烦躁不安,或致痴呆症发生,影响人际交往等。

（7）由于失眠产生的上述躯体和精神方面的不利影响,大大增加了工作时意外事故的发生,从而对社会和个人造成巨大的损失。据美国有关方面的统计,美国由失眠而造成的车祸占整个车祸发生率的7%,1990年美国因失眠造成的直接医疗支出以及造成的生产下降、病假和意外事故伤害等的经济损失约为154亿美元,再加上因加重了其他疾病造成的医疗支出,以最保守的估算,每年经济损失达300～359亿美元。因失眠给人类带来的种种危害远远不止于此,失眠问题的严重性恐怕已超过了其他各种疾病。

十四、失眠与神经衰弱有怎样的关系?

咨询:近两年我时常失眠,医生说是神经衰弱造成的,我们科室的小张,患有神经衰弱,也是经常失眠,似乎失眠与神经衰弱密切相关,请您告诉我**失眠与神经衰弱有怎样的关系?**

解答:失眠与神经衰弱确实密切相关。神经衰竭是由心理、社会因素引起大脑皮质功能紊乱所致的一种疾病,其临床症状复杂、多变,具有心理冲突、心理障碍特征,患者易激动,对声、光、冷、热等刺激源敏感,常有头晕、心烦、心悸、厌食、性功能异常,白天没精神、思维迟钝、记忆力减退,并有睡不着、睡不实、多梦等。失眠和神经衰弱都属于神经功能障碍性疾病,神经衰弱最常见的症状就是失眠,不过失眠不是神经衰弱的唯一症状,有失眠症状的人也不一定就是神经衰弱,失眠可由多种原因引起。

引起失眠的原因有许多,神经衰弱者失眠的常见原因主要在于压力增加或不知如何处理这些压力,所以感到担心、焦虑而干扰睡眠,而睡眠差本身又加重白天的不良状态与感受,如疲劳、缺乏精力、注意力不集中,使人更焦虑,有些人想借助咖啡、浓茶或尼古丁提神,这些又加重了夜间的失眠,形成恶性循环。神经衰弱患者由于大脑兴奋和抑制功能失调,自主神经功能紊乱,易出现心烦急躁、失眠多梦、心悸健忘诸症状,这当中最突出和最早出现的症状就是失眠。神经衰弱者失眠多表现为入睡难、早醒、醒后不易再睡以及睡眠浅且多梦等,觉醒后有不解乏之感。

神经衰弱属中医学"不寐""郁症""惊悸""健忘"的范畴,中医认为神经衰弱的发生主要由于素体虚弱,情志失调,思虑劳倦,饮食不节等,致使气血不足,阴阳失调,脏腑功能紊乱。患者因先天禀赋不足,情志懦弱,性格多表现为胆怯、自卑、多疑等。性格懦弱之人,又容易为七情所伤,长期情志抑郁,必致肝气郁结,疏泄失常,郁而化火,扰及心神,从而容易出现心烦失眠。思虑劳倦者,必使心脾两虚,心肾不交,肝肾阴虚,心神失养,脑窍失聪,则失眠多梦,心悸健忘,腰酸腿软,头晕耳鸣,神疲乏力诸症状丛生。

十五、服用哪些药物容易引起失眠?

咨询:我今年60岁,患有高血压、冠心病、糖尿病,可以说每天都与药相伴,近段时间又出现失眠了,听说有些失眠是服用药物引起的,我想知道**服用哪些药物容易引起失眠?**

解答:药物确实是导致失眠的重要原因之一,对镇静安眠药物发生依赖现象的人常有顽固性睡眠障碍,长期服用兴奋剂的人也会出现失眠,有些失眠纯粹是由药物引起的,即药源性失眠。那么服用哪些药物容易引起失眠呢? 这里给您简要介绍一下。

有关资料表明,能引起失眠或使失眠加重的药物主要有糖皮质激素、平喘药、抗结核药、抗心律失常药、降压药、利尿药、高效止痛剂、抗抑郁药、抗胆碱药、安定类药以及中枢兴奋药等,服用这些药物容易引起失眠。

(1)糖皮质激素:如泼尼松、地塞米松、泼尼松龙等,大剂量使用时可引起机体的兴奋性增高,导致失眠、多汗等。

(2)平喘药:如氨茶碱、麻黄素等,夜晚服用后由于其中枢兴奋作用,常常导致失眠。

（3）抗结核药:如大量服用异烟肼时,具有中枢神经系统兴奋作用,可导致失眠。

（4）抗心律失常药:如双异丙吡胺和普鲁卡因酰胺,均可影响睡眠的质量,引发失眠等。

（5）降压药:如甲基多巴、萝芙木甲素和可乐宁等,可产生抑郁综合征而造成严重失眠,此外抗高血压药用量不当容易造成夜间低血压而引起失眠。

（6）利尿药:如呋塞米、利尿酸等,尤其是联合用药时,可引起夜间多尿而扰乱睡眠,此外由于利尿后排钾过多导致心血管节律障碍而引起失眠。

（7）高效止痛剂:如吗啡、哌替啶等,在使用过程中由于其中枢兴奋作用常出现失眠,在反复应用而突然停药时可出现戒断综合征而导致失眠等。

（8）抗抑郁药:如丙咪嗪、去甲替林、普罗替林以及氯丙嗪等,都可引起失眠。

（9）抗胆碱药:抗胆碱药特别是治疗帕金森氏病和震颤的药物,还有三环抗抑郁剂如阿米替林等,可引起夜间烦躁不安和精神错乱而影响睡眠。

（10）安定类药:安定类药用量不当,偶尔可导致老年患者睡眠倒置,即白天镇静,全身活动减少,摄入液体量减少,进而夜间烦躁不安、精神错乱,出现失眠等。

（11）中枢兴奋药:如吡烷酮醋胺,若在晚上服用会引起烦躁而进入兴奋状态,导致失眠。

除上述药物外,诸如抗癌药、抗癫痫药、口服避孕药、甲状腺制剂以及含咖啡因的药物等,均可兴奋大脑皮质而影响睡眠。应当指出的是,药物与食物不同,大剂量长期使用,各种毒副作用会越来越严重,其副作用远不止仅仅是引起失眠,在用药前必须熟悉其毒副作用,尽量避免联合用药,必须联合时要仔细分析其相互作用,联合最好不要超过三种,以免药物间产生拮抗而引发失眠等不良反应。

十六、哪些疾病常伴有失眠？

咨询：我今年31岁，是政府机关干部，患神经衰弱已多年，时常失眠，听说除神经衰弱外，还有许多疾病常伴有失眠，我想进一步了解一下，请您告诉我**哪些疾病常伴有失眠？**

解答：失眠与很多疾病有关，或者说有不少疾病会引起失眠或伴有失眠，所以若把这些疾病治好了，睡眠一般也能得到改善。因此，必须了解能引起失眠的疾病，看哪些病常伴有失眠，这样对改善睡眠有所裨益。

（1）中枢神经系统疾病：如脑外伤、脑肿瘤、脑血管疾病、帕金森氏病、老年性痴呆、癫痫、偏头痛等，均能引起失眠而伴发失眠的症状。

（2）呼吸系统疾病：如慢性支气管炎、哮喘、百日咳、肺心病、慢性阻塞性肺疾病等，也常常伴有失眠。

（3）泌尿系统疾病：慢性肾功能衰竭时的睡眠常常是短而破碎，只有肾透析或肾移植才能有效地解决问题。尿毒症还可因毒物在体内蓄积而不断地损伤中枢神经细胞及使机体代谢紊乱而致失眠。膀胱炎、肾盂肾炎引起的尿频尿急、尿痛可严重干扰睡眠，此外中老年人的前列腺肥大引起的尿频对睡眠也有不利影响。

（4）变态反应性疾病：皮肤瘙痒、过敏性鼻炎、荨麻疹常常干扰睡眠而伴发失眠。

（5）循环系统疾病：心功能衰竭、冠心病心绞痛、高血压病、动静脉炎等都可影响睡眠而出现失眠。

（6）消化系统疾病：消化性溃疡、肠炎、痢疾等造成腹痛、胃灼热、恶心、呕吐、腹泻等，可明显干扰睡眠而伴发失眠。

（7）运动系统疾病：骨骼、肌肉、关节的损伤和炎症，可致使其发生酸楚疼痛，会不同程度地引起睡眠障碍。

（8）精神心理疾病：忧郁症、神经衰弱、精神分裂症、焦虑症等精神心理疾病患者大多伴有不同程度的失眠。

（9）内分泌系统疾病：甲状腺机能亢进者常有恐惧、焦虑等，伴发有失眠；糖尿病患者由于饮食摄入量的改变，尿量增多，以及伴发的周围神经损害，也常出现睡眠障碍。

（10）妇女经前期和绝经期综合征：妇女经前期综合征可发生严重的焦虑不安、痛经而出现失眠，绝经期综合征也常有心烦急躁、心悸盗汗、失眠多梦等症状。

十七、如何选择合适的枕头？

咨询：我今年 44 岁，患失眠已近半年，目前正在服用中药汤剂调治，我知道选择合适的枕头对失眠患者来说十分重要，但不清楚如何选择，麻烦您告诉我**如何选择合适的枕头？**

解答：选择合适的枕头对失眠患者来说确实十分重要。睡觉离不开枕头，枕头是人们日常生活中的重要必需品，使用枕头的目的更多的是为了舒适安逸，有利于进入梦乡，不过从医学的角度来讲枕头与人类的健康有着千丝万缕的联系，枕头是人们生理上的一种需求。适宜的枕头有利于全身放松，保护颈部和大脑，促进和改善睡眠。枕头的选择不仅要讲究高低，其硬度、形状、大小等也要符合生理要求。

（1）高低合适：人们常说"高枕无忧"，然而从医学的角度来讲高枕并非无忧，枕头过高既不利于睡眠也不利于健康。如果枕头过高会使颈部肌肉、韧带长时间处于紧张状态，引起颈肩部麻木酸胀，出现头晕头痛等症状，诱发失眠、颈椎病等，因此失眠患者、颈椎病患者也罢，健康人也好，都不应使用高枕睡眠。既然高枕睡眠不符合生理要求，那么是不是可以选用低枕，甚至是不枕枕头？其实任何失之偏颇的方法都是不可取的，如果枕头过低，也会使头颈部处于长期过度后仰状态,不利于脑部静脉血液回流到心脏,易使人头晕脑涨甚至头痛,出现颈部肌肉、韧带劳损等,不仅影响睡眠,也容易诱发多种疾病,一味地强调低枕睡眠也同样是不可取的。通常认为正常人仰卧位枕高 12 厘米左右,约与个人拳头等高,侧卧与肩等高较为合适。

(2)长宽适当:枕头太长占用空间较大,给睡眠带来诸多不便;枕头过短又容易在睡眠翻身时"失枕",所以枕头的长短应适当。枕头的长度一般应超过自己肩宽 10～16 厘米,够头部在睡眠时翻一个身的位置为宜,其枕头长度应在 60～70 厘米之间。同时枕头不宜过宽,以 20～30 厘米为宜,过宽容易使头颈部关节、肌肉紧张,不仅致使颈项肩背部酸沉疼痛不适,影响睡眠,还诱发颈部病、肩周炎等诸多疾病。

(3)软硬适中:枕头的软硬度宜适中,稍有弹性为好。枕头太硬,头颈部与枕接触的相对压力增大,可引起头部不适;枕头太软则难以维持正常高度,使头颈部得不到一定支撑而疲劳。枕头的弹性也不宜过大,否则头部会因不断受到外部弹力的作用而产生肌肉的疲劳和损伤。通常枕芯多选用荞麦皮、谷皮、稻壳等,其软硬适宜,略有弹性,有可塑性,质地柔软,透气性也好,对睡眠和健康都有好处。为了提高防病治病效果也可选用一些天然药物作为填充料,具体应用哪一种填充料,可根据当地物产情况和家庭经济条件而定。

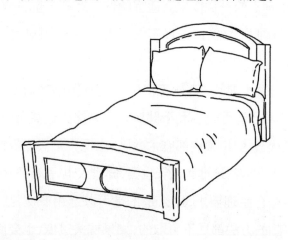

十八、什么样的床睡得比较舒适?

咨询:我患失眠已经很长一段时间了,每天晚上是辗转反侧,难以入睡,我知道为了睡得舒服、睡得安稳要选用合适的床铺,我准备更换一张床,请问**什么样的床睡得比较舒适?**

解答:床是睡眠的场所,人如果想得到良好的睡眠,床当然很重要。从木板床、棕床、藤床、弹簧床,再到气垫床、水床,人类的床越来越高级,也越来越舒适,其目的只有一个,就是为了睡得舒服、睡得安稳。

床的高度以略高于就寝者的膝盖为宜,即一般在40~50厘米,这种高度便于上下床。床如果过高,使人容易产生紧张而影响睡眠;床如果过低则容易受潮,使人感到不舒适。床铺面积要稍大些,便于翻身,有利于气血流通,舒展筋骨,一般单人床宽90厘米,双人床宽150厘米,长度一般以200厘米为宜,对于少数身高在185厘米以上者,床的长度应为身高加上20~30厘米,这样才能放下枕头并使两脚展开。床面要有较好的透气性,软硬适中,符合机体各部的生物力学要求,使肌肉不易产生疲劳。床铺过软或过硬均不适宜,过软会造成脊柱周围韧带和关节的负荷增加,肌肉被动紧张,久之则能引起腰背酸痛;床铺过硬会增加肌肉压力,引起骨骼疼痛,而难以安眠,周身酸痛易醒。

床铺的选择常与居住地区的气候、温度、湿度、个人生活习惯、经济条件等密切相关,棕绷床、席梦思床垫、火炕、木板床以及气垫床、沙床、水床各具特点,人们可根据自己的情况选择应用。棕绷床透气性好、柔软、富有弹性,但随着使用时间的延长,棕绳逐渐松弛,弹性减弱,因此每隔3~5年就应重新更换棕绳,以增强弹性。席梦思床垫可根据机体各部位负荷的不同和机体的曲线特点,选用多种规格的弹簧进行合理排列,不仅可起到维持机体生理曲线的作用,还有很好的透气性,用之较为舒适,是现今人们最普遍使用的床铺。火炕是我国北方农村常用的床铺,炕烧热后,不仅可以抗寒冷,而且有热疗效果,对肌肉、关节的痉挛疼痛有放松和缓解作用,可谓舒适温暖、防病。木板床使用也较多,但其透气性稍差。气垫床、沙床、水床采用在床垫内通过气体、沙、水的流动而不断调整患者躯体负重点的方法,使之符合生物力学要求,但其价格昂贵,一般较少应用。

十九、什么样的被子有益于睡眠?

咨询:我今年28岁,是农行职工,不知为什么近段时间晚上总是失眠,想了好多办法,都不太管用,听说适宜的被子有益于睡眠,我想更换一下,请问**什么样的被子有益于睡眠?**

解答:被子是睡眠的必需品,适宜的被子确实有益于睡眠,对调治失眠也大有帮助。就选择被子而言,一般应注意以下几点:

(1)被里宜选用柔软的面料,如棉布、细麻布等,不宜用腈纶、尼龙、的确良等易起静电的化纤品,亦不宜使用过于粗糙以及含毛过多的织物。

(2)被子要有较好的保暖性,盖被子的目的在于御寒保暖,被子的内容物以选用棉花、丝棉以及羽绒为最好,腈纶棉次之。丝棉以新的最好,不宜使用超过3年的。陈旧棉絮既沉且冷,易积湿气,不利于养生,所以尽量不用。被子宜轻不宜重,重则压迫胸腹四肢,使气血运行不畅,心中烦闷,易生惊梦,不利于睡眠。

(3)被子宜宽大,《老老恒言》中说:"被取暖气不漏,故必宽大,使两边可折。"被子宽大则使用舒适,有利于翻身和转侧,对保持良好的睡眠十分必要。

此外,还应注意随季节的变化而选择不同的被子,秋冬季天气寒冷,宜选用较为保暖的被子;春夏季天气较热,则适宜选用夹被及毛巾被等。总之,选用被子应以大小合适、温暖舒适以及质量相对较轻者为佳。

二十、什么样的睡眠姿势最恰当？

咨询：我今年 26 岁，自从前段时间患失眠后，很想多了解一些有关睡眠方面的知识，听说睡眠的姿势不当也会影响睡眠，甚至引发失眠，请您告诉我**什么样的睡眠姿势最恰当？**

解答：睡眠的姿势不当确实也会影响睡眠，甚至引发失眠。睡眠的姿势当以有利于入睡，睡得自然舒适为准。人的睡眠姿势一般是仰卧位或侧卧位，也有人采取俯卧位。《老老恒言·安寝》中说："如食后必欲卧，宜右侧以舒脾气。"睡眠时提倡"卧如弓"，采取略为弯曲的右侧卧位为好，这样四肢容易放到舒适的位置，使全身肌肉放松，有利于解除疲劳，易于入睡。同时右侧卧位心脏压力较小，有利于血液循环，可增加肝的供血量，有利于肝脏的代谢；右侧卧位也有利于食物在消化道内转运、吸收。仰卧位时，肌肉不能完全放松，睡熟后舌根易下坠而造成睡眠呼吸暂停，口水容易流入气管而引起呛咳。俯卧位时压迫胸腹部，影响心肺功能，不利于健康，所以不提倡俯卧位睡觉。

当然，任何事情都是相对的，虽然右侧卧位是最佳卧姿，但也要因人而异，根据不同的情况灵活掌握。比如孕妇不宜经常右侧卧，因为这样容易使子宫向右旋转，会压迫腹部的下腔静脉，影响血液回流和循环，不利于胎儿的发育和分娩，孕妇的睡姿以左侧卧位较为合理。双侧肺结核的患者，不宜侧卧，而以仰卧为好。胸膜有病的患者一般宜采用"患侧卧位"，这样既不妨碍健侧肺部呼吸，又能使患侧得到一定程度的休息，有利于入睡和对疾病的治疗。心脏病心脏代谢功能尚好者可向右侧卧，以减轻对心脏的压迫而减少发病，但若已出现心力衰竭者，可采取半卧位，以减轻呼吸困难，切忌左侧卧或俯卧。

二十一、如何提高睡眠质量？

咨询：我今年 28 岁，近两年来时常失眠，我知道失眠是现代人生活中最易发生的一种现象，如何提高睡眠质量是人们普遍关心的问题，麻烦您给我介绍一下**如何提高睡眠质量？**

解答：失眠的时候不要给自己压力，因为压力会让你更睡不着。失眠是现代人生活中最易发生的一种现象，如何提高睡眠质量是人们普遍关心的问题，有经验的医生为提高睡眠质量提出了一些好的建议，了解这些建议对提高睡眠质量大有好处，下面给您逐一介绍。

（1）周末不要睡得太晚：坚持有规律的作息时间，周末不要睡得太晚，如果你周六睡得晚周日起得晚，那么周日晚上你可能就会失眠。

（2）睡前不要猛吃猛喝：在睡觉前大约 2 小时可吃少量的晚餐，不要喝太多的水，因为晚上不断上厕所会影响睡眠质量。晚上不要吃辛辣的富含油脂的食物，因为这些食物也会影响睡眠。

（3）睡前远离咖啡和尼古丁：建议你睡觉前 8 小时不要喝咖啡，晚上不要吸烟。

（4）选择合理的锻炼时间：下午锻炼是帮助睡眠的最佳时间，有规律的身体锻炼能提高夜间睡眠的质量。

（5）保持室内适宜的温度：室温过低或过高都不利于睡眠，要保持室内适宜的温度，通常室温宜在 16～24℃，夏季可提高到 21～28℃，低于 10℃ 或高于 30℃，人们都有难以耐受的不良反应，影响睡眠。

（6）大睡要放在晚间：白天打盹可能会导致夜晚睡眠时间被"剥夺"，白天的睡眠时间严格控制在 1 小时以内，且不能在下午 3 点以后睡觉，否则可影响晚间的睡眠。

（7）保持居室安静：晚上睡觉时要保持居室安静，关掉电视机、收音机和电脑等，因为居室安静对提高睡眠质量是非常重要和有益的。

（8）选择舒适的床：床舒适与否对睡眠影响较大，一张宽敞舒适的床给你提供一个良好的睡眠空间。

（9）居室光线要柔和：居室柔和的光线是正常睡眠的前提和基础，试问没有关灯就睡觉，强光刺激着能睡好吗？

（10）睡前要洗澡：睡觉前洗一个热水澡有助于你放松肌肉，解除疲劳，可令你睡得更好。

（11）不要依赖安眠药：最好不要依靠安眠药助眠，在服用安眠药之前一定要咨询医生，建议服用安眠药的时间不要超过4周。

（12）注意足部保暖：有研究表明，双脚凉的人睡眠质量通常要比双脚舒适温暖的人要差。

（13）卧室里尽量不摆放花卉：卧室里尽量不要摆放花卉，因为花卉能引起过敏反应，对睡眠不利；若想摆放花卉的话可摆放郁金香，因为郁金香通常不会引发过敏反应。

（14）选择合适的枕头：合适的枕头对睡眠大有帮助，枕头的高度的选择，一般认为正常人仰卧位枕高12厘米左右，约与个人拳头等高，侧卧与肩等高较为合适，过高过低不仅易引发颈椎病，还影响正常睡眠。合适的枕头应是让人在躺下时颈椎的曲线呈S形，脸部的倾斜度约为5度。

（15）选择适当的睡衣：睡衣以纯棉为佳，且应宽松舒适，睡衣过于瘦小，把身体束得紧紧地，试问怎么能睡得安稳呢？

（16）保持心境平稳：只有保持心境平稳，清心寡欲，才能从根本上保证睡的香甜，心事重重，忧郁寡欢，急躁恼怒，尤其坐卧不安，是不可能睡好的。

二十二、怎样预防用脑过度引起的失眠？

咨询：我今年 46 岁，是大学教授，因为科研任务繁重，用脑过度，可以说是经常失眠，有时候需要借助镇静药才能入睡，痛苦极了，麻烦您告诉我**怎样预防用脑过度引起的失眠？**

解答：用脑过度极易引发失眠，科学合理地用脑，不仅能提高学习和工作效率，更能防止出现失眠等。要预防用脑过度引起的失眠，做到合理用脑，应注意以下几点。

（1）掌握自身"生物钟"变化规律：有的人早晨特别有精神，有的人在晚上能集中精力，应选择精力充沛、精神集中的最佳时刻，全力用脑，做到暂时"与世隔绝"，尽可能使学习工作环境宁静，以免受噪声干扰，脑中产生多个兴奋灶相互竞争、排挤，影响效率。

（2）动静结合，保持大脑活动节律：静坐过久，会使大脑血液和氧气供应不足，运动可以加快血液循环，提高用脑效率，所以学习工作与运动锻炼密切配合，做到动静结合是科学用脑的基本点。另外受生理条件所限，用脑要做到有张有弛，有劳有逸，忌打疲劳仗。

（3）保持情绪稳定，戒除吸烟饮酒：情绪不稳定影响大脑的思维，其大脑的工作效率大大降低，保持情绪稳定对防止用脑过度和失眠大有好处。饮酒后酒精能抑制大脑的高级机能活动，烟叶中的一氧化碳和血液中的血红蛋白结合影响血液的携氧能力，用脑时吸烟饮酒有百害而无一利，应注意克服。

（4）饱饭后或饥饿过度时宜少用脑：饱饭后机体的精力主要在于消化食物，饥饿过度时机体能量不足，在饱饭后或饥饿过度时脑部供血常常不足，大脑的工作效率低下，所以饱饭后或饥饿过度时宜少用脑，不宜研究新的问题，以免用脑过度给身体带来不适，影响睡眠。

（5）忌用减少睡眠来增加学习时间：脑力劳动者为了解决某一个问题，高考前夕的考生们为了再提高学习成绩，常常用减少睡眠的方法来增加学习工作时间，其实这是科学用脑的大忌，往往事与愿违，还容易引发失眠。良好的睡眠是消除脑细胞疲劳，增强智力的重要手段，生理学实验证明睡眠时脑细胞能对白天学习的各种知识加以储存、整理和记忆，对智力进行修复，促使脑细胞能量的恢复。如果睡眠不足，大脑昏昏沉沉，脑细胞仍处在混乱无序的状态，智力得不到恢复，就会影响脑细胞的思维和记忆力，也不利于正常睡眠。

（6）注意合理补充营养：过度用脑不仅使脑细胞能量消耗增加，还会出现脑细胞血液及氧气供应不足的现象，致使脑细胞出现疲劳而学习和工作效率降低，过度用脑比平时消耗的营养明显增多，所以脑力劳动者尤其是过度用脑者，要注意充分合理地补充营养，以保证机体的营养平衡，防止营养不足造成的工作效率下降和引起失眠。

二十三、如何预防"一过性失眠"？

咨询：我今年40岁，是高中教师，每逢学生高考，我是必然会失眠一段时间，这样已经连续几年了，医生说我这叫"一过性失眠"，需要注意预防，请问**如何预防"一过性失眠"？**

解答："一过性失眠"又称临时性失眠，是一种持续一段时间后可自行缓解的睡眠障碍，多半是由于心理上或精神上的因素引起的，一旦消除了这些因素，通常就可恢复至平日的睡眠状态。

"一过性失眠"在日常生活中相当多见，要预防"一过性失眠"，首先要正确认识和对待所遇到的种种问题，尽量摆脱不必要的烦恼等消极情绪，保持良好的心情，做到知足者常乐。否则紧张焦虑，忧心忡忡，难免不失眠或加重失眠。正像美国心理学家博内特所说，"任何人如果不首先放松他的思想，他就不能安然入眠,放松是每一个人都必须学习的一种艺术"。

其次要积极找出引起"一过性失眠"的原因。一般来说自己就能找到,例如白天睡得太多了,或活动太少了,或生活的规律改变了,或思想上有了解不开的疙瘩,或思考问题太多等等。当然有时要请医生帮助分析,寻找失眠的原因。找到了原因,对症下药,失眠的问题就可迎刃而解了。比如因白天睡得太多造成晚上睡不着者,改成白天少睡或不睡,这样失眠的原因去掉了,"一过性失眠"自然就能纠正。

再者要积极改善睡眠条件,消除影响睡眠的不利因素。在预防失眠的过程中,养成良好的睡眠习惯,针对失眠采取一些积极主动的措施是十分必要的,比如创造良好的居住环境、选择适宜就寝用具、保持规律化的生活起居、改变不良的睡眠习惯等,对纠正"一过性失眠"都大有帮助。

另外,自我按摩、饮食调养、运动锻炼等自我调养方法也是预防和纠正"一过性失眠"的好办法,可根据具体情况选择应用。

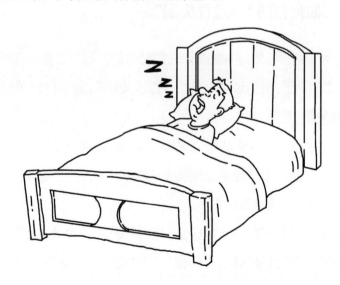

二十四、睡眠认识上的误区有哪些?

咨询:我患有失眠,知道失眠是生活中最易发生的一种现象,也清楚防治失眠的重要性,听说人们对睡眠的认识有一些是不恰当的,可以说是误区,请问**睡眠认识上的误区有哪些?**

解答:正像您说的那样,无论对睡眠或失眠,人们常有一些误解,这对健康睡眠很不利。要有一个良好的睡眠,必须走出睡眠认识上的误区,下面是常见的几种,生活中应注意纠正。

(1)打呼噜说明睡得香甜:有些人天天晚上打呼噜,吵得家人心烦,难以入睡。有的人认为呼噜打得响妨碍他人睡眠,而自个儿能睡得香甜,然而打呼噜者却说晚上也没睡好,以致白天没精神,其实打呼噜并不说明睡得香甜。偶尔打呼噜,鼾声均匀,对人体没有明显不良影响,但若打呼噜过多,就是一种病态了。如果在7小时的睡眠中因打呼噜引起的呼吸暂停超过30次,每次暂停时间超过10秒钟,就属于典型的睡眠呼吸暂停综合征,严重影响睡眠质量,并易诱发糖尿病、脑血管病、肾病、癫痫、阳痿、心律紊乱等,其中有三分之一的高血压、五分之一的心脏病是由它引起的。在现实生活中,大约有50%的人睡觉打呼噜,轻者不会影响睡眠和健康,但有的人打呼噜是患了阻塞性睡眠呼吸暂停综合征,患有这种病的人由于打呼噜而影响换气,常在半夜时分被憋醒,使睡眠质量下降,所以本人感到没睡好,如此长期下去会导致机体缺氧和二氧化碳潴留,日积月累,可使大脑缺氧,引起心、脑、肺等脏器功能损害。若是每天晚上打呼噜非常大,影响睡眠,白天昏昏沉沉,并有胸闷胸痛等不适感觉时,应及时去看医生,进行检查,以早确诊,早治疗。

(2)睡觉时意识完全丧失:有些人认为在睡觉时人的意识就完全丧失了,其实不然,睡觉时并不能说明人完全丧失了意识。因为在醒来以后可诉说梦境,而且有的人在做梦时还会提醒自己:"这是否是在做梦?"所以,睡眠时人的意识不是完全丧失的,也并不是完全处在休息静止状态。有时人在睡觉时会起来走路,有的人出现梦游,这就清楚地说明人在睡觉中,他的意识并没有完全消失。睡觉之中也不是完全没有感觉或者所有的感觉变得迟钝了。例如一个正在熟睡的母亲,身边的婴儿只要稍微动一下或哭一声,她就可以马上醒来。所以,并不是人们所想象的那样,睡觉时人的意识和感觉就完全丧失了。

(3)老年人睡得少很正常:由于老年人睡眠功能随着年龄的增长而逐渐退化,夜间较难入睡或易早醒,所以常常会给人造成"觉少"的错觉,很多人认为老年人睡得少很正常,其实这种观点是错误的。老年人和年轻人一样需要充足的睡眠,近年来许多调查研究表明,健康长寿的老人均有一个正常而良好的睡眠,保证充足有效的睡眠是健康长寿的一个重要因素。俗话说"青年靠吃,老人靠睡""吃人参不如睡五更",有人甚至把老年人的睡眠比作"生理充电",看来老年人睡眠不可少是有道理的。睡眠需要量在成年人阶段变化不大,老年人夜间醒来次数较多从而睡眠时间减少,但他们的生理需要量与年轻时相比并未减少,只不过他们夜间睡得少白天就相应睡得多而已。虽然睡眠困难现象在老年人中十分常见,但年龄并非主要原因,老年人要调整好自己的心态,讲究睡眠卫生,找到睡得少的客观原因,采取积极措施对症治疗。

(4)睡得越多越有益健康:既然说保证充足有效的睡眠是健康长寿的一个重要因素,于是有人就认为"睡得越多越有益健康",其实这种说法也是错误的。睡眠太少不好,太多也不正常,一个正常人需要睡眠的时间一般在7~9小时,少于5小时可称为睡眠不足,但经常睡眠时间过长,对身体不一定有益,反而有害。有资料表明,每天睡眠超过10小时的人比睡眠7小时的人,心脏病突发率高出1倍,脑卒中更多,可高达3.5倍。当然睡眠的好坏也不仅仅是只表现在睡眠时间的多少,在保证基本的睡眠时间的前提下,更重要的是保证有良好的睡眠质量,这就是健康的睡眠。

(5)治疗失眠必用安眠药:失眠使人无精打采、乏力、精神沮丧及在工作时易出差错或发生事故,使人丧失工作能力,失去生活信心,个别慢性失眠的人甚至出现自杀倾向。有一部分失眠患者一遇到失眠就服镇静药,认为服药是解除失眠的最好办法,治疗失眠必用安眠药,其实这种观点是错误的。失眠用安眠药,犹如发热用退热药一样,只是一种治标不治本的方法。要根本解除失眠,首先要寻找原因,排除干扰,创造良好的睡眠环境;其次要调节情绪,培养良好的生活习惯,积极参加文娱活动和体育锻炼,结合按摩、药膳、敷贴、沐浴等手段进行调理,大多数失眠是能够得到纠正的。当然有必要的话也可在医生的指导下服用安眠药物进行治疗,不过要注意安眠药的副作用及危害性。

二十五、为什么患了失眠并不可怕? 如何战胜它?

咨询:我近段时间时常失眠,失眠使人夜晚休息不好,白天又昏昏沉沉的,很是痛苦,可县医院的医生说失眠并不可怕,麻烦您告诉我**为什么患了失眠并不可怕? 如何战胜它?**

解答:虽然失眠是生活中最容易发生的一种现象,失眠给患者带来肉体和精神上的痛苦,严重影响人们的生活质量和劳动能力,但失眠是可预防、治疗的,经过恰当的治疗调养,绝大多数失眠患者都能摆脱失眠,恢复正常睡眠,所以患了失眠并不可怕。

一旦患上失眠,您也不必过于紧张,要知道失眠者绝非您一个人,有很多人和您一样,在默默地忍受失眠的痛苦,您更要和他们一样,树立信心,寻求合理、有效的治疗调养方法,去战胜失眠,因为睡眠的改善主要得靠您自己。首先在战略上要藐视它,因为失眠不是一种严重的疾病,就是说失眠不是不治之症,想一想世界上有几亿人患失眠,他们不都是在正常生活、工作吗? 一天或几天少睡几个小时没啥关系。这样一想，就可以使压抑的情绪松弛下来，不再焦虑、紧张，全身得以放松，信心一旦树立起来，即开始进入一个良性循环。同时可以配合饮食调养、中药、西药、针灸、按摩、理疗等自己信任的方法进行治疗调养，只要这样去做，一定会有比较理想的效果。

长时间失眠的人一定要到医院进行全面的体格检查，因为失眠的原因既有疾病的、药物的，也有不良的生活习惯和情感因素导致的，医生通过心理检查、体格检查和实验室检查，可以帮助失眠患者找出原因，并在治疗上给予帮助、指导。只要消除引发失眠的原因，在此基础上配合以中、西药物，以及饮食调养、运动锻炼等，失眠的情况自会逐渐改善，恢复正常睡眠。因此，失眠者绝不能有悲观情绪，一定要有信心战胜它。

第二章 失眠患者这样做不误诊

说到误诊,您也许会说,失眠不就是睡不好吗?怎么还会误诊啊!其实失眠有多种多样的表现形式,同时还有假性失眠存在,误诊的情况时有发生,日常生活中把假性失眠当成真性失眠者并不少见。本章介绍了有关失眠检查和诊断方面的知识,以便合理选择检查方法,防止过度检查,正确诊断失眠,避免误诊。

一、失眠病人怎样选择就诊的医院？

咨询：我患失眠已有很长一段时间了，在乡医院、县医院都看过，想了好多办法，效果都不太好，我准备到上级医院再看看，麻烦您给我介绍一下**失眠病人怎样选择就诊的医院？**

解答：有病后第一件事就是选哪家医院去看病，像您这样不知去哪个医院看病的患者，实在太多了。现如今，村卫生室、乡医院、社区卫生服务中心、县医院，省、市各级综合医院，以及各类专科医院、民营医院等，可供选择的医院确实不少，选好医院是看病的第一步，也是对诊断和治疗效果影响最大的，对于病人来说，并不是医院规模越大、越有名、病人越多就越好，也并不是有个熟人就能得到最恰当的诊断和治疗，因为每家医院各科室的水平并不尽相同，再大的医院也有相对薄弱的科室，有些小医院也有很强的科室和特色诊疗项目。

找什么样的医院看病，首先要看病情，"选好"医院不在于医院的级别，也不在于规模，而是这家医院真正"适合"病人的自身条件。通常的做法是小病进社区、大病去大医院，不急不重的情况选择有特色、有口碑的医院。比如一般的感冒、拉肚子，可就近在村卫生室、乡医院、社区卫生服务中心进行诊治，对于疑、难、重症，或需要进一步检查、治疗、手术等的病人，则应到县医院，省、市各级综合医院，以及各类专科医院就诊。

大多数疾病都是常见病和多发病，基本都能在社区比如村卫生室、乡医院、社区卫生服务中心得到诊断和治疗，同时那里的医生对浩如烟海的医学知识都有所了解，若有些问题解决不了的话，社区医疗机构与县医院、市级医院、省级医院等大医院之间还都有协作关系，有绿色的转诊通道，也为患者在向上转诊的过程中免去自行挂号、找床位等麻烦，能得到及时的诊治。大医院的专家在疾病诊治上的专业性以及丰富的临床经验，能对重大疾病的治疗提供更多的技术保障,所以在患有重大疾病时,大医院是首选,其中三级甲等医院是最佳选择。

随着社会资本进入医疗行业,涌现出了越来越多民营医院,这当中不乏高质量者,他们能够提供更好的服务质量,使患者有更好的就医体验,对于虽然患有疾病,但不急不重时,到有特色、好口碑的民营医院就诊,也是不错的选择。提到民营医院,大家自然而然会想到2016年的魏则西事件,以至于很多人对民营医院谈虎色变,的确,民营医院良莠不齐,就医时应谨慎选择。

就一般的失眠来讲,可就近选择在村卫生室、乡医院、社区卫生服务中心、县医院或当地医院就诊,因为失眠并不是什么急重症、疑难病,基层医生就能解决这样的问题,绝大多数失眠者通过适当的调整都能恢复正常睡眠,应避免盲目到大医院就诊。当然,如果是顽固性失眠,比如怀疑有精神神经方面的问题,或合并有其他疾病,病情比较复杂,基层医院解决不了的话,则应到大医院诊治,必要时还需到精神卫生专科医院就诊,以便找出失眠的症结所在,明确病情,确立最佳治疗方案,使之得到恰当的治疗,尽快解除患者的痛苦。

二、睡眠质量的标准是什么?

咨询:我最近一段时间虽然晚上睡眠的时间还可以,但第二天头脑还是昏昏沉沉的,同事说是睡眠质量不高造成的,听说睡眠质量是有一定标准的,请问**睡眠质量的标准是什么?**

解答:这里首先告诉您,睡眠质量确实是有一定标准的。人的整个睡眠过程大致可分为两种不同的时相状态,即慢波睡眠和反常睡眠,这两种睡眠相互交替出现,构成了一个完整的睡眠周期。慢波睡眠又称慢动眼相睡眠、浅睡眠,反常睡眠又称深睡眠、异相睡眠。决定睡眠是否充足,除了对睡眠量的要求外,更主要的还有对睡眠质的要求。

睡眠质的含义是睡眠的深度和异相睡眠所占的适宜比例,好的睡眠质量不仅要达到适宜的睡眠深度,异相睡眠在总的睡眠中所占的比例也要适当。异相睡眠对改善大脑疲劳有重要作用,有关实验表明,被剥夺异相睡眠的猫和鼠的行为会发生变化,如记忆力减退、食欲亢进等。根据国外资料统计,异相睡眠在睡眠总量中所占的百分比,新生儿为 50%,婴儿为 40%,儿童为 18.5%~25%,青少年为 20%,成年人为 18.9%~22%,老年人为 13.8%~15%。如果异相睡眠达不到上述比例,则慢波睡眠中的浅睡期相对延长,这样的睡眠质量就不高,结果就会产生未睡觉的感觉。

在实际生活中,好的睡眠质量可用以下标准来衡量。

(1)入睡快,在 10 分钟左右入睡。

(2)睡眠深,呼吸深长不易惊醒。

(3)无起夜或很少起夜,无惊梦现象,醒后很快忘记梦境。

(4)起床快,早晨起床后精神好。

(5)白天头脑清晰,工作效率高,不困倦。

三、失眠有怎样的临床表现?

咨询:我今年 31 岁,近段时间晚上总是休息不好,到医院咨询,医生说是失眠,听说失眠的临床表现是多种多样的,我想了解一下,请您给我介绍一下**失眠有怎样的临床表现?**

解答:失眠是指有效睡眠量的减少,一般认为每周 4 个晚上连续 3 周或以上,入睡、浅睡期超过 30 分钟,或每晚总的觉醒时间超过 30 分钟,使睡眠效率小于 85%,即为失眠。失眠的临床表现是多种多样的。

失眠最主要的症状是睡眠时间不足、睡眠质量下降,常伴随许多不适,如头晕头痛、体倦乏力、注意力不集中、健忘、工作和学习效率下降等。失眠的表现有入睡困难、时常觉醒、晨醒过早以及梦境频发等多种形式。

（1）入睡困难：入睡困难，上床很难马上睡着是失眠最常见的表现。上床后30分钟仍不能入睡即可认定为"入睡困难"。入睡困难的特点就是睡眠行为与环境建立了不良的条件反射，若遇到环境改变，如出差、值班甚至改变床位或更换枕头均可使入睡困难更加明显或恶化。这些患者往往在就寝之前就开始担心自己能否入睡，因此很难放松进入自然的睡眠状态。一些预防性措施不但不能帮助睡眠，由于注入了主观意识活动，反而提高了大脑皮质的兴奋性，加剧了本来就紧张的精神状态。患者入睡前思绪繁杂，情绪焦虑，肌肉紧张，因此入睡的潜伏期延长。

（2）时常觉醒：睡眠时常觉醒在日常生活中也较多见，表现在睡不安稳，容易惊醒，睡眠间断、中断和不安宁，常伴入睡困难和早醒，并常有噩梦发生。由于大脑皮质警醒的水平较高，浅睡眠时间长，因此在慢波睡眠浅睡阶段和反常睡眠阶段较易醒转，造成睡眠时间缩短，睡眠质量下降，感到似睡非睡，对周围环境的声响、活动一概知晓，故醒后常感睡眠不足。

（3）晨醒过早：早醒又称为"终点失眠"，患者入睡并不困难，但持续时间不长，醒后再难以入睡，在床上辗转反侧或起床走动，叹息夜太长。

（4）梦境频发：梦境频发者虽能入睡，却自觉整夜未睡好，常常主诉"通宵做梦，根本未睡"，睡眠质量差，醒后感到疲乏，精神萎靡不振。

四、失眠是如何分类的？

咨询：我今年37岁，是水利工程师，患失眠已经很长一段时间了，我知道失眠有生理性失眠、病理性失眠等多种名称，也有很多分类的方法，麻烦您告诉我**失眠是如何分类的？**

解答：失眠的分类目前尚无统一的标准，有很多分类方法，有按失眠时间分者,有按失眠原因分者,也有按失眠性质及失眠发生时间长短分者等。

(1)按失眠时间分:按失眠时间可将失眠分为起始失眠、间断性失眠和终点失眠。

起始失眠:起始失眠是指入睡困难,又称为"入睡性失眠"。

间断性失眠:间断性失眠是指入睡不宁,睡后易醒,常有噩梦,又称为"睡眠维持性失眠"。

终点失眠:终点失眠是指入睡并不困难,但持续时间不长,醒后不能再入睡,又称"早醒性失眠"。

(2)按失眠原因分:按失眠原因可将失眠分为生理性失眠和病理性失眠。

生理性失眠:生理性失眠是指偶尔失眠,或因环境、情绪、饮食、娱乐、药物等引起的一过性失眠,并排除疾病引起的失眠症。在人的一生中,绝大多数人均有生理性失眠的体验。

病理性失眠:病理性失眠是指各种器质性疾病引起的失眠,一般时间较长。

(3)按失眠性质分:按失眠性质可将失眠分为真性失眠和假性失眠。

真性失眠:真性失眠是指长时间对睡眠质量不满意,包括难以入睡、睡眠不深、睡后易醒、多梦、早醒、醒后不易入睡等,这种情况每周至少发生3次以上,而且持续1个月以上。

假性失眠:假性失眠是指自觉经常失眠,实际上睡眠的质量和数量都是正常的,只是睡眠的量在正常范围内出现波动而已。

(4)按失眠发生时间长短分:按失眠发生时间长短可将失眠分为一过性失眠、短期失眠和慢性失眠。

一过性失眠:一过性失眠指偶尔失眠。

短期失眠:短期失眠指为期2~3周或数月的失眠。

慢性失眠:慢性失眠通常指病程在6个月以上的经常性失眠。

五、什么是假性失眠？哪些失眠是假性失眠？

咨询：我今年55岁，患失眠已经多年，病情时轻时重，一直坚持自我调养，昨天无意中听到有假性失眠的说法，我是第一次听说，请问**什么是假性失眠？哪些失眠是假性失眠？**

解答：这里首先告诉您，确实有假性失眠的说法。按失眠性质的不同通常将失眠分为真性失眠和假性失眠，真性失眠是指长时间对睡眠质量不满意，包括难以入睡、睡眠不深、睡后易醒、多梦、早醒、醒后不易入睡等，这种情况每周至少发生3次以上，而且持续1个月以上。所谓假性失眠，则是指自觉经常失眠，实际上睡眠的质量和数量都是正常的，只是睡眠的量在正常范围内出现波动而已。那么哪些失眠是假性失眠呢？通常所见的假性失眠主要有以下3种情况。

一是把每天睡眠时间低于6小时即认为是失眠。要知道，对睡眠的量的要求是因人而异的，而且不同年龄的人也不一样，年龄越小睡眠量需要越多，随着年龄的增长睡眠量是逐渐减少的。在荷兰阿姆斯特丹召开的"人的睡眠"国际会议得出的结论是"每人每天必须睡8个小时的说法是毫无根据的"。有的人把一昼夜的一半时间用于睡觉，也有的人每昼夜只睡3~4个小时就足够了，甚至有极个别人每昼夜睡眠时间不到2小时，仍然精力充沛，毫无不适。衡量正常睡眠时间要以本人平时的睡眠习惯作为衡量标准，绝不能因为少于大多数人的平均睡眠时间就认为是失眠。在现实生活中有些人对睡眠量过分计较，常因少睡1小时而心神不定，其实合理的睡眠量应以能使疲劳恢复，精神愉快，能很好地进行一天的工作和生活为标准。

二是把睡眠量正常范围内的波动当做失眠。事实上睡眠量除存在个体差异外，对每一个人来说随着年龄的增长也发生相应的变化，例如老年人与年轻时相比睡眠时间减少，睡眠深度变浅，夜间常有自醒，且早晨也早醒，这是正常的。另外睡眠的量可受到各种因素的影响而发生变化,如平时很少饮茶的人,若在晚间饮用茶或咖啡,就会入眠困难而自感失眠。一个习惯于早睡的人,也会因偶尔一次上床过晚而难以入眠,这些均是人体的正常反应,不能算作失眠。又如更换住处、蚊虫叮咬、光线太强、噪声过大等,也均可影响睡眠。若对上述干扰因素处理不当,且对失眠产生恐惧心理,久而久之就有可能发展为真正的失眠。

三是总认为自己失眠而实际睡眠时间和质量均正常者。在临床中,经常遇到自述失眠者,如有的老年人夜间睡眠时间相对短些,但有白天睡觉的习惯,实际上每日总的睡眠量并不短,这就是假性失眠。有位睡眠生理学家对一些自述失眠的年轻人做睡眠观察,经睡眠脑电图检查,与正常人没有明显的区别,夜间睡得很好,其实这些人均十分计较自己的睡眠量,担心睡眠不足会损害身体健康,结果事与愿违,产生不必要的思想负担,影响了身心健康。

由上可以看出,有相当一部分失眠是假性失眠,普及睡眠的知识十分重要。对假性失眠者来说,更是如此,他们一旦认识到自己的睡眠毫无问题,往往主观症状就会消失,"失眠"会不治而愈。

六、失眠患者一般要做哪些检查?

咨询:我今年 34 岁,不知为什么近段时间总是失眠,我怀疑患了失眠症,可医生说引起失眠的原因有很多,需要进一步检查寻找原因,我要问的是**失眠患者一般要做哪些检查?**

解答:导致失眠的原因确实有很多,许多躯体疾病或精神障碍都可伴有失眠,因此对于失眠患者应做详细的体检,寻找原因,以免出现误诊误治。

(1)详细地了解病史:详细了解病史包括了解失眠的症状表现,严重程度,失眠的发生背景,失眠的间接、直接诱因,失眠的伴随症状,既往有无躯体疾患,有无用药史,有无生活、饮食习惯的改变,以及失眠时患者的主观体验和心情等情况,才能更有针对性的做其他检查。

(2)系统的体格检查:根据了解的病史特点对患者进行重点系统的体格检查,明确内脏器官有无疾病,有无脑神经系统异常,有无精神障碍性疾病等。

(3)相关的辅助检查:通过了解病史及体格检查得出一个初步印象后,根据需要再进行相关的辅助检查。对于失眠患者重点应用的是脑部疾病及功能状况的检查,其中包括脑电图、脑血管造影、经颅多普勒、脑血流图、脑CT、磁共振等,如发现有躯体疾病,还需有针对性地进行血脂、血糖、肝功能、心电图等检查,必要时还应做基础代谢率和内分泌测定。为了解失眠患者睡眠的确切情况,帮助失眠患者区分清楚睡眠与清醒的界限,若有必要也可进行睡眠脑电图和多导睡眠图等检查。

(4)必要的心理测验:由于失眠与不良个性、思虑过多、精神创伤等心理因素,以及环境因素密切相关,为判明心理生理因素的作用,还须进行心理测验、人格测定、智能检测等,如进行症状自评量表以及焦虑、抑郁量表测评,以协助诊断。

七、失眠的特殊检查有哪些?

咨询:我今年30岁,近段时间晚上睡觉总是失眠,到医院咨询,医生说诊断失眠除了详细询问病史和进行体格检查外,有时还需做一些特殊检查,请问**失眠的特殊检查有哪些?**

解答:诊断失眠除了详细询问病史和进行体格检查外,有时确实还需做一些特殊检查,失眠的特殊检查主要包括睡眠脑电图、多导睡眠图以及肢体活动电图等。通过上述特殊检查,可以了解失眠患者睡眠的确切情况,有的还可推断并发现失眠的原因,帮助慢性失眠患者区分清楚睡眠与清醒的界限,当然其设备较贵,检查费用也较高,操作费时,目前尚未普及。

（1）睡眠脑电图和多导睡眠图是至今唯一可以全面地、客观地和量化地反映和诊断失眠的可靠手段,可对失眠进行质和量的分析评估,还有助于某些失眠的病因诊断,可以选择性地进行检查。

（2）肢体活动电图:可用以追踪有节律性的昼夜活动和休息周期及其特点,从而判断觉醒和睡眠这两种不同状态,缺点是敏感性和准确性较差,误差较大,且无法用以区分睡眠的各个阶段,因而无法与睡眠脑电图或多导睡眠图相比。肢体活动电图在失眠中的主要用途是:①作为失眠的一项补充的客观诊断依据;②作为进行睡眠脑电图或多导睡眠图检查前的一种初步筛选手段。

除以上所说的睡眠脑电图、多导睡眠图以及肢体活动电图外,还有唤醒标记仪、夜帽、微动敏感床垫等检查手段可供失眠患者选择应用。

八、如何正确诊断失眠？

咨询:我今年 28 岁,是政府机关干部,近两个月晚上睡觉总是辗转反侧,难以入睡,我以为是患了失眠症,听说诊断失眠是有一定标准的,我想了解一下**如何正确诊断失眠？**

解答:失眠是一种最常见的睡眠障碍,主要是指有效睡眠量的减少。一般认为每周 4 个晚上连续 3 周或以上,入睡、浅睡期超过 30 分钟,或每晚总的觉醒时间超过 30 分钟,使睡眠效率小于 85％即为失眠。

诊断失眠时最主要的就是要看第二天的症状,如果主诉晚上睡眠很少,但第二天精神状态很好的活,那么这不属于失眠,只能称为短睡眠。所以目前普遍认为要给失眠下一个确切的诊断,应考虑 3 个因素,即失眠的主观感受,失眠次日继发的日间不良后果(如疲倦乏力、注意力下降、打盹等),客观检测(如常用的是多导睡眠图等),并由这 3 方面结合起来综合判断。简言之,失眠的诊断应分为主观与客观两种临床诊断方法。目前大多数睡眠障碍的诊断属于症状诊断,因此失眠的诊断主要应根据患者的主观症状——通过问诊获得,并结合客观检查而明确之。

(1)诊断失眠的主观临床标准:①主诉睡眠量少和睡眠质量欠佳;②白天感到疲乏无力、精神不振、头昏、头胀等,是由睡眠干扰所致;③仅有睡眠量减少而无白天不适(即短睡眠者)不能视为失眠。

(2)诊断失眠的客观标准:在睡眠脑电图和多导睡眠图上,可对失眠做出客观的判断,国际通用的标准是:①入睡困难,睡眠潜伏期延长(超过30分钟);②实际睡眠时间减少(每夜不足6.5小时);③觉醒时间增多(每夜在30分钟以上)。

九、如何自我评价睡眠的质量?

咨询:我今年29岁,是软件开发人员,近半年来夜晚时常休息不好,白天昏昏沉沉的,我怀疑患了失眠症,听说有自我评价睡眠质量的方法,请告诉我**如何自我评价睡眠的质量?**

解答:确实有自我评价睡眠质量的方法。自我测试睡眠是否充足,可以从以下三方面考虑:①你是否依靠闹钟的铃声才能醒过来;②你是否在看电视或静坐时经常打瞌睡;③你是否一躺上床便呼呼大睡。如果你对上述问题中的一个或两个回答“是”,那说明你睡眠不足要调整,即应增加你的睡眠时间,使你精力充沛起来。

要自我评价睡眠质量,得知是属于失眠或可疑失眠,或无睡眠障碍,可以通过阿森(Athens)失眠量表(表1)自测。如果想知道是否属于睡眠障碍(失眠),可以通过睡眠障碍自测量表(表2)自测,来确定是属于失眠的轻、中、重度或有无睡眠障碍。

表1　阿森失眠量表

1. 入睡时间(关灯后到睡着的时间) 0:没问题;1:轻微延迟;2:显著延迟;3:严重影响或没有睡觉。	得	分
2. 夜间苏醒 0:没问题;1:轻微影响;2:显著影响;3:严重影响或没有睡觉。	得	分
3. 比期望的时间早醒 0:没问题;1:轻微影响;2:显著影响;3:严重提早或没有睡觉。	得	分
4. 总睡觉时间 0:足够;1:轻微不足;2:显著不足;3:严重不足或没有睡觉。	得	分
5. 总睡眠质量(无论睡多长) 0:满意;1:轻微不满;2:显著不满;3:严重不满或没有睡觉。	得	分
6. 白天情绪 0:正常;1:轻微低落;2:显著低落;3:严重低落。	得	分
7. 白天身体功能(体力、精神、记忆力、认知力等) 0:足够;1:轻微影响;2:显著影响;3:严重影响。	得	分
8. 白天思睡 0:无思睡;1:轻微思睡;2:显著思睡;3:严重思睡。	得	分
测试结果:	总得分为	分

对于上述列出的问题,如果在过去1个月内每星期在您身上至少发生3次,就请您圈点相应的自我评价结果,将每一个问题所得自我测评的分数填入右侧空格内,以上8种分数相加,总分在0~24分之间。如果总分<4,即说明无睡眠障碍;如果总分在4~6之间,即为可疑失眠;如果总分>6,即为失眠。

表2 睡眠障碍自测量表

1. 总睡眠时间		
0:7~9小时;1:5~7小时;3:3~5小时;5:<3小时。	得	分
2. 入睡时间		
0:很快入睡;1:需30分钟以上;3:需60分钟以上;5:需120分钟以上。	得	分
3. 熟睡感		
0:有;1:很少有;3:缺乏;5:无。	得	分
4. 中途易醒		
0:无;1:偶尔有,但很快入睡;3:经常有,但能入睡;5:经常有,但又难入睡。	得	分
5. 梦		
0:无;1:很少有;3:经常有;5:整夜有。	得	分
6. 晨起后自觉症状		
0:畅快,情绪良好;1:情绪不特别好;3:有明显睡意;5:头痛、倦怠感,心境恶劣。	得	分
7. 早醒		
0:无;1:提早1小时以内;3:提早1~2小时;5:提早2小时以上。	得	分
8. 饮酒或服用安眠药		
0:无;1:很少;3:经常;5:依赖性。	得	分
测试结果:	总得分为	分

表2的评分与积分方法同表1,以上8种分数相加,总分在0~64之间。如果总分<8分,为正常,无睡眠障碍;如果总分在8~15分之间,为轻度失眠;如果总分在16~23分之间,为中度失眠;如果总分>24分,为重度失眠。

十、失眠症状的计分和疗效判定标准是什么？

咨询：我是失眠患者，正在服用中药汤剂进行治疗，听说有失眠症状的计分和疗效判定标准，根据这个标准可以了解治疗效果怎样，请问**失眠症状的计分和疗效判定标准是什么？**

解答：确实有失眠症状的计分和疗效判定标准，通过这个标准，可以了解治疗失眠的效果怎样。现将失眠症状的计分和疗效判定标准介绍如下。

（1）失眠症状的计分

①失眠多梦

0 分：无或消失。

2 分：入睡困难、易醒、多梦、晨醒过早，不影响工作。

4 分：入睡困难、易醒、多梦、早醒，晨起感到疲乏或白天困倦，影响工作。

6 分：彻夜难眠，每周超过 3 次，严重影响工作。

②心悸

0 分：无或消失。

1 分：偶尔发生。

2 分：有时发生。

3 分：经常发生。

③健忘

0 分：无或消失。

1 分：记性下降，对本周发生的事情记忆不清。

2 分：记性较差，对前一天的事情记忆不清。

3 分：记性很差，过日即忘，对当天发生的事情记忆不清。

④心烦懊恼

0 分:无或消失。

1 分:心烦,偶尔影响休息。

2 分:心烦,入睡困难。

3 分:心烦,彻夜难眠。

⑤神疲体倦

0 分:无或消失。

1 分:精神不振,易疲倦,可坚持轻体力劳动。

2 分:精神疲乏,倦怠较甚,勉强支持日常活动。

3 分:精神极度疲乏,四肢无力,不能坚持日常活动。

⑥面色少华

0 分:无或消失。

1 分:面色淡白。

2 分:面色淡白、萎黄。

3 分:面色苍白、萎黄。

⑦舌淡或红,脉细弱

轻度 1~7 分,中度 8~14 分,重度 15~21 分。

(2)疗效指数的指标

疗效指数 =(治疗前症状积分 - 治疗后症状积分)/治疗前症状积分

×100%。

①痊愈:疗效指数≥90%。

②显效:疗效指数≥70%。

③进步:疗效指数≥30%。

④无效:疗效指数<30%。

(3)睡眠质量的指标

①临床痊愈：睡眠时间恢复正常或夜间睡眠时间在 6 小时以上,睡眠深沉,醒后精力充沛。

②显效:睡眠明显好转,睡眠时间增加 3 小时以上,睡眠深度增加。

③有效:症状减轻,睡眠时间较前增加不足 3 小时。

④无效:治疗后失眠无明显改善或反加重者。

第三章 失眠患者这样做疗效好（西医篇）

失眠有哪些治疗方法？我的治疗方法恰当吗？如何选择治疗失眠的药物？怎样做才能疗效好？……失眠病人对治疗失眠有诸多的疑问。本章从现代医学的角度详细介绍了失眠的治疗知识，看过本章，您会了解一些应该知道的失眠治疗知识，有助于合理选择治疗方法和药物，正确治疗失眠，这样做才能疗效好。

一、失眠应该看西医还是看中医？

咨询：我近段时间总是失眠，前天到医院就诊，看的是西医，用的是西药谷维素，我姐夫也是失眠，他看的是中医，用的是中成药磁朱丸，我想知道**失眠应该看西医还是看中医？**

解答：求医的困惑时常有，您的问题带有普遍性，我们经常遇到一些失眠病人，或只相信西医，或只相信中医，也有一些患者徘徊在到底是看中医还是看西医之间，其实失眠病人看西医或看中医都可以，中西医结合更是不错的选择。

中医和西医是两个不同的理论体系，如何决定自己是选择看中医还是看西医，要针对自己的病情，根据中医和西医各自的特点和优势加以综合分析。一般来说，病情凶险，病势比较急的病，应当迅速请西医诊治，因为西医抢救的医疗器械和设备相对比较先进，其应急的能力也常较强，西医的作用也相对较快；而对于病情比较稳定的慢性病患者，可以采用中医药治疗，长期坚持，缓图以功。

中医注重疾病的整体调治、非药物治疗和日常保健，有丰富多彩的治疗调养手段，具体到失眠来说，如果仅仅是普通的失眠，建议采取中医的方法进行治疗调养。如果是严重的顽固失眠，比如还伴有精神神经方面的问题，或同时伴有严重的冠心病、糖尿病等，在病情严重且不稳定时，建议先采取西医的方法稳定病情，之后再采取中医的方法进行调治，或采取中西医结合的方法进行治疗。采取中西医结合的方法治疗，能综合中医、西医之长处，克服其各自的不足，较之单纯的中医或西医均有明显的优势，乃当今治疗疾病的首选方法，其疗效也最好。

需要说明的是，当今中医的治疗手段已不是过去单纯意义的中医药治疗，中医院的抢救治疗设备、西医水平已有较大提高，在多数情况下是采取中西医结合的方法治疗。所以，失眠患者看西医或是看中医都可以，中西医结合更是不错的选择,关键在于根据自己的具体情况而定。

二、失眠一定要用安眠药吗？什么情况下不需要用安眠药？

咨询:我今年28岁,近段时间晚上睡觉总是失眠,有人说需要服用安眠药,有人说不需要服,我有点不放心,请您告诉我**失眠一定要用安眠药吗？什么情况下不需要用安眠药?**

解答:您这个问题带有普遍性,有很多失眠患者问过,这里首先告诉您,失眠患者需不需要服用安眠药不能一概而论,要视具体情况而定。患者认为一旦失眠服用安眠药就可以了,以及担心安眠药有不良反应,不论失眠情况如何都不服用安眠药的做法,都是错误的。

对于失眠患者而言,首先要分清是原发性的还是继发性的,再决定其治疗方法。失眠病人不一定要用安眠药治疗,对于继发性失眠,应先治疗引起失眠的疾病或以去除诱因为主,如饮咖啡、吸烟以及情绪变化等引起的失眠,则应先针对原因加以处理或治疗。一般来说,将引起失眠的原因解决后,失眠就会不治而愈。对原发性失眠的治疗,也不一定要用安眠药,首先要鼓励病人调整睡眠习惯,恢复其正常的生物钟节律,再向病人做一些必要的解释,因为睡眠时间因人而异,并不是每个人都需要睡足8小时,也不是衡量睡眠充足与否的重要指标,睡眠时间稍微短一些对人体并无多大影响。病人了解这些后,根本不需要任何药物治疗便可自愈。较轻的失眠经过病因、心理、躯体松弛治疗即可治愈。安眠药只是在必要时才使用,且是暂时性的,不可长期服用,否则容易产生耐受性和依赖性。

三、为什么自己不能随便买药治疗失眠？

咨询:我近两年经常失眠,时常自己到药店买药吃,今天到药店购买养血安神片时,药师说自己不能随便买药治失眠,让我找医生看看,请问**为什么自己不**

能随便买药治疗失眠?

解答:每当我们出现失眠的时候,首先想到的是到药店购买点安眠药吃,以改善睡眠,失眠就用安眠药,这是人之常识,其实这样做是不妥当的。

人们常说是药三分毒,所有药物都有其适用范围,作为没有医学和药物知识的病人,不仅不能准确判断自己的病情,也很难判断哪种药物能治疗自己的疾病,自己买药治病很容易出现失误,您提到的药师说自己不能随便买药治疗失眠,是对您负责任的说法,我也建议您到医院找医生看看,让医生给予恰当的处理,不要自己随便买药吃。

现在市面上的药物种类非常多,广告更是铺天盖地,作为病人,都应在医生的指导下进行治疗,切记不可自己到药店买药吃或购买广告宣传的药物。当然,轻信巫医神汉的鬼话,搞求神问卜的迷信活动更是不科学的,应坚决反对。就失眠来说,如果您是因思考问题太多、心火旺盛引起的偶尔的失眠,到药店购买诸天王补心丹、养血安神片之类的非处方用中成药,服用那么几天,自己调理一下,并无不妥,往往效果也不错。不过假如是长期顽固性失眠,或合并有其他疾病的话,则应及时找医生咨询就诊,由医生决定如何用药,在医生的指导下服用药物治疗。

治疗用药的种类由于病情的不同而各异,不同的人所用药物是各不一样的,只有到正规医院看病,经过医生详细的检查,才能决定服用什么药物,医生会根据病人的具体情况,使用最适合病情需要并且不良反应最少的药物。市面上有不同程度的假药存在,如果自己随便买药,也容易购买到假药。如果服用了假药,轻则对治病没有一点用处,耽搁疾病的治疗;重则还可能对身体有毒害作用,让身体受害。此外,医生开药时还会注意到药物之间的相互作用,有些药物失眠病人是禁用的,况且药物的服用方法也有许多讲究,服药时还有一些注意事项,这些绝大多数病人是不清楚的,都需要专科医生的指导。

这里需要强调的是,治疗失眠的西药安眠药(包括绝大多数治疗失眠的中成药)都是处方药,有一定的不良反应,这些药都需要凭医生的处方才能购买。其目的就是为了从源头上把关,不让病人随便购买服用,以免引发不良事件,所以我们要切记自己不要随便买药治疗失眠。

四、很多专家只懂西医却给患者开了中成药可信吗?

咨询:我近来时常失眠,昨天到医院就诊,找的是西医专家,给我开了中成药磁朱丸,听说其他西医专家也都开过中成药,请问**很多专家只懂西医却给患者开了中成药可信吗?**

解答:的确,用于治疗疾病的中成药品种繁多,正像您说的那样,有很多西医包括西医专家在用中成药,也有一些病人像您一样,有"西医专家只懂西医却给我开了中成药可信吗"的疑问。这里可以负责任地告诉您,西医包括西医专家开中成药并无不妥,有经验的西医医生所开的中成药是可以放心使用的。

中成药是在中医药理论指导下,以中药材为原料,按照规定的处方、生产工艺和质量标准生产的制剂。中成药能否正确使用,关键在于对患者的病情能否做出正确的辨证论治。目前在我国,中医院校的教学中会融入西医的内容,西医院校的教学中也都会有中医课程的设置,而且在大力提倡中西医结合的今天,西医在临床中会不断学习中医方面的知识,中医也会进一步掌握西医方面的技术。不论是西医医生还是中医医生,可以说绝大多数都是既会中医也能西医的。就治疗失眠来说,有很多中成药,比如脑力宝、磁朱丸、天王补心丹、养血安神片、安神补心丸、安神补脑液等,确实有显著的疗效,应用也十分普遍,临床中不论中医还是西医都在用,这些药都经过严格的临床试验,在治疗失眠中起着重要作用。

作为医生,在用药方面是十分谨慎的,用某种药物一定有应用的道理,既然西医能给您开这种中成药,说明他既掌握了这种药的功效和适应证,又知道您的病情,同时您的病情是适合用这种中成药的,因此西医所开的中成药是不用怀疑的、是可信的,有经验的西医医生所开的中成药是可以放心使用的。

五、能用广告上宣传的药物或保健品治疗失眠吗？

咨询:我近段时间时常失眠,看到电视上、网络上有很多关于药物、保健品治疗失眠的广告,很想试一试,但是心里又不踏实,请问**能用广告上宣传的药物或保健品治疗失眠吗?**

解答:失眠是生活中最容易发生的一种现象,电视上、网络上有很多关于药物、保健品治疗失眠的广告,他们把这些药物、保健品治疗失眠的疗效说的都很好。作为缺少医学知识的病人,谁都想试一试。您近段时间时常失眠,想试一试,但是心里又不踏实,这种心情是可以理解的。我要告诉您的是,切不可盲目用广告上宣传的药物或保健品治疗失眠,这样做很容易耽误病情,引发意外事件。

目前,在报纸、广播、电视以及网络媒体等大众媒体上,有大量缺乏科学证据的药物广告,这些广告把他们要宣传的某种药物说得天花乱坠,而国家规定有关药物是不允许在大众媒体上做广告的,所以从广告上获取的用药信息必定是不科学的。有关药物的信息不应通过广告来获得,只能来自医生科学的指导,用广告上宣传的药物治疗失眠是治疗疾病的误区,是不可取的。至于保健品,是指适宜于特定人群食用的具有特定保健功能的食品,保健品是普通食品中的一类,它与药品的根本区别在于保健品是不能用来治疗疾病的,更不能用来代替药品,声称某种保健品可用来治疗疾病,本身就是一种误导,是不科学的。

人们常说无利不起早,很多广告宣传不仅过分夸大药物的作用和疗效,还不切实际地说保健品可治疗许多疾病,同时宣称这些药品、保健品没有任何副作用,让病人放心使用,其目的就是为了欺骗病人,获取不正当利益。用什么药物治疗疾病,应从有经验的医生那里找答案,用广告上宣传的药物、保健品治疗疾病，其安全性是得不到保证的，是极其有害的，所以在您用广告上宣传的药物、保健品治疗失眠前，一定要三思，以免上当。

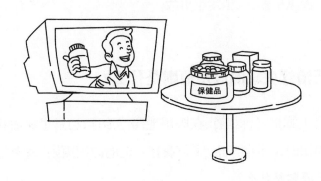

六、临床常用的西药安眠药有哪几类？其作用如何？

咨询：我患失眠已有一段时间了，每晚睡觉总是辗转反侧，难以入睡，医生让我服用西药安眠药，听说西药安眠药种类繁多，请问**临床常用的西药安眠药有哪几类？其作用如何？**

解答：安眠药又称为镇静催眠药，临床常用的西药安眠药有很多种，归纳起来主要有三大类，即苯二氮卓类、巴比妥类和其他类。

苯二氮卓类为应用最广泛的安眠药，既有催眠作用又有镇静作用，且毒性小，安全范围大，成瘾性低，其中主要有氯氮卓（利眠宁）、地西泮（安定）、氟西泮（氟安定）、硝西泮（硝基安定）、艾司唑仑（舒乐安定）等；巴比妥类为传统推荐的催眠药，主要药物有苯巴比妥（鲁米那）、异戊巴比妥、戊巴比妥等；其他安眠药主要有水合氯醛、格鲁米特、甲喹酮等。

安眠药对中枢神经系统产生抑制作用，产生镇静和催眠作用。镇静与催眠作用之间并无严格的区别，同一种药物因剂量不同，可出现不同的作用。小剂量安眠药产生镇静作用，用以减轻或解除患者的焦虑和不安；大剂量安眠药则产生催眠作用，用以诱导入睡，减少觉醒或延长睡眠的时间，临床上主要用于治疗焦虑不安和失眠。在安眠药中,作用时间较长的为巴比妥类,但用后常有延续效应,次晨可出现头昏、困倦、精神不振、思睡等。因此,服用安眠药的患者不可驾驶车辆和操纵机器,以免发生事故。

七、西药治疗失眠的应用原则是什么?

咨询:我是失眠患者,目前正在服用地西泮治疗,自从患病后我特别关注有关失眠用药的知识,听说西药治疗失眠有一定的应用原则,请您告诉我**西药治疗失眠的应用原则是什么?**

解答:针对失眠的治疗,首先应是消除导致失眠的各种诱因,如焦虑、抑郁、兴奋过度、睡眠环境差等;其次要采取综合性措施,制订个体化的治疗方案,涉及心理治疗、行为疗法、针灸按摩、饮食调养、运动锻炼以及中西药治疗等。在应用西药治疗失眠时,确实有一定的应用原则,现将西药治疗失眠的应用原则简单介绍如下,供您参考。

(1)以入睡困难为临床症状的患者应该选用短效药物,少数患者如果是午睡困难也可以使用。

(2)夜间睡眠易醒和早醒的患者应该使用长效药物治疗。

(3)夜间睡眠浅睡、易醒的患者可以使用中效药物治疗。

(4)如果患者睡眠紊乱伴有焦虑、抑郁,应该使用抗焦虑或抗抑郁药物治疗。

(5)入睡困难,清晨思睡不愿起床,白天又觉得头晕无力者,可于白天服用兴奋剂,晚上服用安眠药,以调整其睡眠规律。

(6)如果患者出现精神异常导致睡眠紊乱,应该使用神经阻滞剂(抗精神病药物),必要时使用苯二氮卓类安眠药。

(7)夜间失眠、白天不困者,可于白天服用镇静药,晚间服用安眠药进行治疗。

此外,需要长时间服用安眠药的患者,不宜连续使用同一种药物,而应经常更换,以免产生耐药性与成瘾性。要定期检查肝功能、血常规以及尿分析等,以便及时发现不良反应。

八、正确合理使用安眠药应遵循哪六大原则?

咨询:我今年 57 岁,患失眠已很长一段时间了,昨天到医院就诊,医生让我服安眠药,听说正确合理使用安眠药应遵循六大原则,请问**正确合理使用安眠药应遵循哪六大原则?**

解答:您说得不错,正确合理使用安眠药确实应遵循六大原则,六大原则分别是因病施治、短期使用、交替用药、审症用药、递减停药、综合施治,下面给您逐一介绍。

(1)因病施治:引起失眠的因素有很多,因此应查找病因,有的放矢地进行治疗。单纯失眠通常病情是不严重的,如果采用了安眠药或正规的行为治疗失眠无好转,就应该对此失眠症进行重新的评价。

(2)短期使用:短期服药一般不会产生依赖,长期服药难免产生耐受性和依赖性。故安眠药原则上只宜短时间服用,一旦采用安眠药物,药量必须足以保证有效睡眠时间,若失眠症症状改善即可停用原来的药。一般安眠药物产生依赖常发生于连续用药 1 个月以上的情况下,对于必须服用安眠药的慢性失眠者,则可采用间隔用药,合理的用法是每周服用 2~3 晚,既可保证药效不致因耐药性而降低,又可避免不良影响,每周能获得 2~3 晚的充分睡眠。

(3)交替用药:长时间使用一种安眠药,往往会降低药物功效,有时可能产生药物依赖,根据药物的不同特点,科学合理地交替使用不同品种的药物,可以避免安眠药耐受性及药物依赖性的发生。

(4)审症用药:要根据不同性质的睡眠障碍选用不同的药物治疗,如对入睡困难者选用起效快、半衰期短的药物;睡眠时间短而早醒的则选用起效慢而作用时间长的药物,这样可避免不必要地增大药物剂量。为了避免单个药物用量过大,可采用联合用药方法,即将两种不同化学结构的安眠药物合并使用,以提高效果,并可防止药物耐受性及成瘾情况。

(5)递减停药:睡眠改善后,不可骤然停药,在睡眠改善后一般再用原药维持1~2周,然后逐步递减,此过程可在2~4周内完成。在减药的过程中,出现睡眠波动是正常的心理、生理反应,随着时间的推移,正常睡眠生理过程恢复,睡眠情况自然会消失。

(6)综合施治:在治疗失眠上应采取综合措施进行施治,各种疗法组合,标本兼治,同时进行必要的运动锻炼来增强身体素质,运用心理疗法提高心理素质等。

九、躯体疾病伴失眠时如何正确选用镇静安眠药?

咨询:我患有抑郁症,失眠很严重,医生让我服的镇静安眠药是阿普唑仑,听说不同躯体疾病伴发失眠用镇静药是不一样的,请问**躯体疾病伴失眠时如何正确选用镇静安眠药?**

解答:确实像您说的那样,不同躯体疾病伴发失眠所用镇静药是不一样的,下面给您简要介绍一下躯体疾病伴发失眠时如何正确选用镇静安眠药。

(1)神经系统疾病伴随的失眠:谵妄或痴呆病人伴随的失眠,一定要注意避免使用镇静安眠药。谵妄病人可使用小剂量抗精神病药物,如氟哌啶醇、氯丙嗪、维思通等,以控制激越、攻击行为等精神症状。痴呆病人的失眠可以使用褪黑素治疗和光照治疗。脑血管疾病病人出现的失眠可选用佐匹克隆、唑吡坦、扎来普隆、氟西泮等。

(2)各种疼痛引起的失眠:各种疼痛引起的失眠可选用苯巴比妥,因为苯巴比妥可加强解热镇痛药效应。阿司匹林可减轻关节炎夜间疼痛及过度疲劳后肌肉酸痛引起的失眠,该药本身也具有一定程度的中枢抑制作用。

(3)精神系统疾病伴随的失眠:焦虑症、抑郁症病人在使用抗焦虑、抗抑郁药物的同时,应在早期配合使用中半衰期或长半衰期的苯二氮卓类药物,如氯硝西泮、阿普唑仑、艾司唑仑等,注意避免使用短半衰期药物(特别是三唑仑)和长半衰期的氟西泮,因前者可能加重抑郁,后者可使抑郁慢性化。

(4)心脏疾病出现的失眠:心脏疾病患者出现的失眠应选择能缩短快波睡眠时间并且能够降低心率的镇静安眠药,如苯巴比妥、硝西泮,或选择对心血管影响较小的药物,如氯羟西泮。艾司唑仑对心脏传导阻滞病人不利,应当慎用。

(5)慢性肝、肾疾病伴发的失眠:慢性肝、肾疾病伴发失眠时,可选择奥沙西泮、阿普唑仑、唑吡坦、扎来普隆,禁用氯硝西泮和三唑仑。

十、什么时间服用治疗失眠的药物合适?

咨询:我今年 50 岁,患失眠已经有一段时间了,针灸、理疗以及心理疗法都试过,效果并不好,医生让我服用药物治疗,请您给我介绍一下**什么时间服用治疗失眠的药物合适?**

解答:"这药饭前还是饭后服?""安眠药是不是应该晚上服?""什么时间服用治疗失眠的药物合适?"这些可以说都是人们经常要问的问题。临床上,服药的时间和次数是根据药物的半衰期(指血浆中药物浓度下降一半所需要的时间)来决定的,为了维持恒定有效的血药浓度,达到满意的治疗效果,按规定合理安排服药的时间是非常必要的。

每日给药的次数是根据 24 小时内药物在人体血液中的浓度变化制订出来的。半衰期在 1~4 小时的快速消除类的药物以静脉滴注为宜;半衰期在 4~8 小时的中等消除类药物给药为每日 3 次;半衰期在 8~12 小时的慢消除类药物每天给药 2 次;半衰期大于 24 小时的极慢消除类药物浓度的波动幅度不会像其他药物引起的幅度大,所以每天只给药 1 次。

不少人服药时,认为"1 日"是指白天而言,从而把"每日 3 次"用药的时间定在上午、中午和下午,或是图方便定在三餐前后,这是不合理的,这里的"1 日"是指一整天,即 24 小时。为了保证治疗效果和降低不良反应,并考虑到人们的作息规律,1 日 3 次服药时间最好这样安排:早上 7 时,下午 3 时,晚上 10 时各 1 次。同样,每日 2 次或每日 4 次,都应以 24 小时平均分配来安排服药时间才合理。

由于病情不同,所用药物不同,药物的吸收和代谢周期不同,所以每种药物的服用时间也不同。一般来说,镇静安眠药都在晚上睡前半小时左右服用。以下时间都可以服用安眠药:上床前 15 分钟感到可能睡不好,而次日还有重要的事情要做;上床后 30 分钟不能入睡;夜间醒后不能再入睡,而且在预定起床时间前 5 小时。对于慢性失眠患者,每周都有 3 次以上不能自己入睡时,可以提前服药。服用安眠药最好要有时间间隔,也就是吃 1 周或 3～4 天就停药 1～2 天,这样既可以把不良反应降到最低限度,又可以使药效保持在高水平。如果感到服药和不服药睡眠差别不大,就应该停止用药了。

十一、抗焦虑药有哪几类?

咨询:我今年 44 岁,患有焦虑症,近段时间每天晚上都是辗转反侧,难以入睡,医生让我服的药物是氯痰平,听说抗焦虑药的种类很多,我想了解一下,请问**抗焦虑药有哪几类?**

解答:临床上用于抗焦虑的药物确实有很多,归纳起来主要有四大类。第一类为苯二氮䓬类,此类药物有安定、氯痰平、去甲羟基安定、硝基安定、氟安定、安宁等,这类药物都具有抗焦虑作用、镇静作用和大剂量时的催眠作用,亦是一种有效的肌肉松弛剂和抗癫痫药物,其药理作用主要作用于大脑的网状结构和边缘系统,对大脑皮质的作用较小,这可能与其增加了 γ-氨基丁酸神经递质的抑制有关。第二类为氨甲酸酯类,如甲丙氨酯、卡立变多等,此类药物有镇静和抗焦虑作用,亦有中枢性肌肉松弛作用和安定作用,主要用于神经衰弱的紧张焦虑状态。第三类为二苯甲烷类,如定泰乐,此类药物具有镇静及肌肉松弛作用,并有抗组胺作用,主要用于轻度的焦虑、紧张、情绪激动状态和绝经期的焦虑不安等精神神经症状,亦可用于失眠、急躁性荨麻疹及神经性皮炎等。第四类为氯美扎酮(芬那露)、谷维素,氯美扎酮主要用于焦虑、紧张、激动及慢性疲劳所引起的烦躁失眠,谷维素主要是调整自主神经系统功能,减轻内分泌平衡障碍,改善精神、神经失调状态。

除以上四大类外,还有β-肾上腺素能受体阻断剂、酚噻嗪类、三环抗抑郁剂、巴比妥类和其他镇静药等,但临床应用不广泛。

十二、使用抗抑郁药治疗失眠应遵循哪些原则?

咨询:我患失眠已很长一段时间,想了好多办法都不太管用,医生让我使用抗抑郁药,我不太放心,听说使用抗抑郁药有一定原则,请问**使用抗抑郁药治疗失眠应遵循哪些原则?**

解答:慢性失眠患者长期应用镇静安眠药物必然会出现药物的耐药及依赖,疗效逐渐下降,或多或少伴随焦虑、抑郁症状,此时应用抗抑郁药物治疗会取得较好的效果,而且抗抑郁药物可以较长时间地应用,使得失眠症状能较彻底地得到控制,不反复。不过正像您所说的那样,使用抗抑郁药有一定原则,下面将使用抗抑郁药治疗失眠应遵循的原则简要介绍一下,供您参考。

(1)要选择适当的药物:各种抗抑郁药物的临床疗效相当,但在不良反应方面存在差异,目前尚无可靠方法预测哪种药物更适合哪一个病人,因此只能根据抑郁症病人的临床特点来选择药物。

由于抑郁症常存在不同的情绪症状,选药时一定要参考这些伴随问题。如激越性抑郁发作时,应选镇静作用较强的药物,而对迟滞性抑郁症病人,选用镇静作用较弱的药物效果会更好。病人及其家族成员中曾有人对某一药物疗效较好时,也可作为选择药物时的参考。病人的年龄及身体情况等也应作为选择药物的参考因素,如果年龄较大,患有心脏病或青光眼时,则不宜使用三环类抗抑郁药物,优先选择新一代抗抑郁药物。此外,还应当按照抗抑郁药物的药理作用特点来选择药物。

(2)要掌握合适的剂量:要掌握合适的药物剂量,注意用药剂量的个体化,不可千篇一律,基本的原则是从小剂量开始,逐渐加量,以减少药物不良反应的发生。

(3)知道见效有其时间:要知道抗抑郁药物服用后都要经过 2~3 周才能起效,服用 1 个月随访看效果,不像镇静安眠药是即时的效果,提高病人的依从性。

(4)尽可能要单药治疗:治疗开始时,尽量单药治疗,不宜同时使用多种抗抑郁药物,以便于观察疗效及不良反应,在治疗过程中根据临床疗效决定更换药物或合并用药。

(5)重视服用时间选择:对于具有一定镇静安眠作用的抗抑郁药物,主张晚间 1 次服药,能够起到既改善睡眠,又减少不良反应的效果,一些新一代抗抑郁药物和抗焦虑药物具有振奋作用,可能会加重睡眠障碍,不宜安排在晚上服药,一般早上服药。

(6)治疗疗效要足够长:抑郁症病人的失眠等症状非常容易反复,在首次抑郁发作经药物治愈后,应当维持原来剂量持续治疗至少 6 个月,以避免复发。对于反复发作病人的维持治疗至少 1 年或更长时间,有时需要长期治疗。维持治疗的药物剂量为治疗量的 1/3~1/2,在中止治疗前的 2~3 个月逐渐减药,直至中止治疗,不可突然停药。

十三、服用安眠药应注意哪些问题?

咨询:我今年 39 岁,患失眠已半年,服过中药汤剂,用过针灸疗法、按摩疗法及运动锻炼等,效果都不太好,医生建议我服用安眠药,麻烦您告诉我**服用安眠药应注意哪些问题?**

解答:对失眠患者来说,首选非药物疗法,像您的情况,服过中药汤剂,用过针灸疗法、按摩疗法及运动锻炼等,效果都不太好,可以服用安眠药治疗一段时间。

安眠药是一类对中枢神经系统产生抑制,起镇静和催眠作用的药物,其镇静与催眠的作用并无严格的差别,同一种药物,因剂量不同可出现不同程度的作用。而人的个体不同,用相同的量也可能产生不同的效果,因而在使用安眠药时有很多需要注意的地方,下面给您做简要介绍。

(1)几乎所有的安眠药长期连续使用都可产生耐受性和依赖性,在突然停药时可能会导致更严重的失眠,因此应严格控制其使用,不要一出现失眠就先用安眠药,应尽量少用或短期应用。

(2)作用时间较长的镇静催眠药用后常有延续效应,如次晨出现头晕、困倦、精神不振、思睡等,实验表明病人晚间服用1次此类药物之后,于第二天下午测量病人的反应速度仍明显缓慢,服药的人意识不到这种损害的存在,但对于从事机械工作的人会形成潜在的操作失误的危险,因此服安眠药的患者不可驾驶车辆和操作机器,以免发生事故。

(3)其他如抗组胺药、镇痛药及酒精等,与本类药物合用时,能增强对中枢的抑制作用,特别是与酒精同用时,对中枢神经系统有协同抑制作用,可出现严重的后果,因此服用安眠药的患者切记不可饮酒。

(4)青少年使用安眠药是很不适当的,除非特别需要,一般不用,老年人也应谨慎使用,肝肾功能减退者也应慎用。肝功能严重障碍者禁用巴比妥类药。

(5)哺乳期妇女及孕妇应忌用,尤其是妊娠开始3个月及分娩前3个月。

(6)安眠药属于管理药品,必须由医生开具处方,在医生的指导下服用,切不可自作主张,一遇失眠就购买安眠药服用,那样很容易引发不良事件。

十四、哪些人应当慎用安眠药？

咨询：我今年26岁，研究生刚毕业，近段时间晚上睡觉总是失眠，痛苦极了，本想用安眠药治疗一段时间，可医生不让用，说使用安眠药必须谨慎，请问**哪些人应当慎用安眠药？**

解答：您近段时间晚上睡觉总是失眠，想用安眠药治疗一段时间，医生不让用，说使用安眠药必须谨慎，医生的说法是有其道理的。并不是说一出现失眠就必须用安眠药，使用安眠药一定要谨慎。您想了解哪些人应当慎用安眠药，下面简要介绍一下。

（1）老年人：因为老年人失眠的原因多，睡眠的时间相对青少年要少，多伴有一种或多种躯体疾病，机体功能大都减退，特别是肝、肾等重要器官功能已经明显衰退，如长时间服用安眠药更易产生毒副作用，或产生耐药性，所以老年人要慎用安眠药。

（2）未成年人：青少年临近升学考试时，精神过度紧张发生失眠时，常求助于安眠药。其实服用安眠药有时会适得其反，如出现精力不集中、反应迟钝、记忆力减退等多种不良反应。因为未成年人正处于发育阶段，新陈代谢快，服用安眠药会不自觉地增大药量，容易成瘾和产生耐药，影响身心健康。

（3）性功能不全的人：有的安眠药如地西泮可抑制大脑的边缘系统，从而降低性欲；有的安眠药如利眠宁和地西泮可松弛肌肉而导致阳痿。所以性功能障碍者应慎用这类药。

（4）贫血或血压偏低的人：安眠药的中枢神经抑制作用和外周肌肉的松弛作用可使血管扩张、血压降低，贫血或血压偏低的人服用安眠药容易引发头晕、心悸并易诱发缺血性脑血管病，所以应慎用安眠药。

（5）体弱者：患慢性消耗性疾病身体较弱者应慎用安眠药，因为衰弱的体质对所有药物包括安眠药的敏感性增加，耐受性降低，容易引起药物过量和不良反应。

(6)运动系统疾病的患者:安眠药抑制神经,松弛肌肉,可加重肌无力,产生疲劳等症状。如进行性肌营养不良、慢性神经根神经炎、糖尿病和尿毒症并发严重的周围神经性病变者,均应慎用安眠药。

(7)轻、中度的肺、肝、肾脏疾病患者:安眠药可使慢性支气管炎、哮喘通气不良和二氧化碳潴留加重,而肝、肾功能不全可使药物的代谢和排泄速度减慢,容易使药物在体内蓄积引起不良反应,甚至中毒,所以均应慎用安眠药。

(8)身患多种疾病、服用多种药物时:因为药物间的复杂反应可相互干扰,影响药物疗效。如苯巴比妥诱导肝药酶活性增加,可使使用的激素类、某些抗生素、抗凝血和免疫抑制等药物的代谢加速,疗效降低。但是,苯巴比妥可使合用的免疫抑制剂如环磷酰胺以及解热镇痛药的作用增加。大多数抗精神病和抗组胺药物合用时,可增加中枢神经的抑制作用。

(9)急性或重症患者诊断未明时:有的患者烦躁不安,家属担心患者安全,常常要求医生给予对症处理,其实镇静安眠类药可掩盖病情变化,延误诊断和治疗,所以急性或重症患者诊断未明时应慎用安眠药。

需要指出的是,几乎所有的安眠药长期使用都产生耐药、成瘾性,停药后会产生戒断症状,因此失眠患者应在医生的指导下服用安眠药,切不可自作主张随便服用,以免引发不良反应。

十五、长期服用安眠药的危害有哪些?

咨询:我今年60岁,患失眠已经很长一段时间,1周前开始服阿普唑仑,效果还不错,我想坚持服用,可医生说安眠药不能长期用,请您告诉我**长期服用安眠药的危害有哪些?**

解答:这里首先告诉您,失眠者一般不要长期服用安眠药,只在必要时服用,长期服用安眠药对人体有诸多危害。把长期服用安眠药的危害归纳起来,主要有以下几个方面：

（1）依赖性或成瘾性：一旦形成依赖，就离不开安眠药，会把它当成生活中必不可少的东西，如果不用安眠药，就难以入睡或通宵不眠。不仅因为缺药而高度紧张，而且有全身难受的感觉，出现生理、情绪、行为以及认知能力方面的综合症状。一些医学家临床观察发现，经常服用安眠药的人，他们的服药剂量渐渐增大，明显超过常人，而且到后来，他们服用安眠药已不能达到增进睡眠的目，反而变得兴奋欣快、步态不稳、口齿不清，有的甚至出现神志恍惚等症状。事实证明，长期服用安眠药的人，很容易发生安眠药依赖性。

（2）出现记忆力减退：长期服用安眠药可使记忆力和智力减退，这种情况在老年人中更加明显。专家还发现，60岁以上的人常服安眠药直接影响大脑平衡和保持头脑清醒的能力，致使他们有随时跌倒和骨折的危险。国外的研究还表明，长期服用安眠药与阿尔茨海默症的发病有一定关系。

（3）可引发呼吸抑制：某些老年人常伴有肝肾功能低下，对安眠药特别敏感，有时一般剂量也可以引起过度镇静作用而发生意外。患有呼吸功能不全的人，即使服用小量的安眠药，也有可能引起呼吸衰竭加重，甚至因严重呼吸抑制而死亡。美国加利福尼亚大学医学部的研究指出，65岁以上的老年人中，有1/4的人患有睡眠性呼吸暂停症，他们往往因睡眠差而认为是失眠症，错误地服用安眠药治疗，结果使病情急剧加重。因为安眠药通过它的镇静作用，可以延长呼吸暂停时间，使患者在呼吸暂停发作后，不易苏醒而发生意外，或因睡眠中呼吸暂停时间过度延长而死亡。

（4）可出现睡眠异常：服用安眠药后的睡眠与正常睡眠不完全相同，睡眠时往往噩梦多，并有定时早醒和白天嗜睡现象，对体力和精神的恢复均不利。

（5）性格情感的改变：一些安眠药成瘾的人，性格也会逐渐发生改变，变得情感冷淡或脾气暴躁，常为小事发脾气，自私、固执，弄得家庭关系紧张。

（6）胃肠功能的紊乱：长期服用安眠药，可导致胃肠功能紊乱，出现恶心、食欲减退、腹胀、便秘等。某些安眠药排泄较慢,长期服用,日积月累,可产生蓄积中毒。所以一定要在医生的指导下服用安眠药,防止药物蓄积中毒。

睡眠不好、失眠的人,不要长期服用安眠药,要纠正不合理的睡眠习惯,从精神和生活方面调养入手,加强心理治疗,讲究睡眠卫生,充分运用中药、针灸、按摩、药膳、运动锻炼等中医治疗调养手段,求得睡眠的改善和失眠康复,避免长期服用安眠药。

十六、谷维素是一种什么药?

咨询:我今年 27 岁,近段时间晚上睡觉总是辗转反侧,难以入睡,到县医院咨询,医生说可能是思虑过度造成的,让我服用谷维素试一试,麻烦您告诉我**谷维素是一种什么药?**

解答:您近段时间晚上睡觉总是辗转反侧,难以入睡,医生说可能是思虑过度造成的,让您服用谷维素试一试,是有其道理的。谷维素是以环木菠萝醇类为主体的阿魏酸酯的混合物,为临床最常用的非处方抗焦虑药,当人们由于情绪、环境诸因素而失眠时,医生往往会首先向您推荐谷维素进行调治。下面给您简单介绍一下谷维素的作用用途、用法用量以及不良反应等。

谷维素的主要作用是调整自主神经功能,减少内分泌平衡障碍,改善精神神经失调症状,具有稳定情绪、减轻焦虑及紧张状态的功能,并能改善睡眠,可用于周期性精神病、妇女更年期综合征、月经前期紧张症、脑震荡后遗症、血管性头痛、自主神经功能失调及各种神经官能症。谷维素是片剂,其用法通常是每次 10~30 毫克,每日 3 次口服。偶有轻度胃部不适、口干、恶心、呕吐、头昏、乏力感、皮疹、皮肤瘙痒、乳房肿胀、油脂分泌过多、体重增加以及脱发等不良反应,但停药后均可消除。应当注意的是,当药品作用性状发生改变时禁止使用,胃及十二指肠溃疡患者慎用。谷维素作为非处方药,连续服用不得超过 1 周,如使用 1 周症状未缓解,请向医师或药师咨询。

十七、地西泮是一种什么药？

咨询：我患失眠已很长一段时间了，目前医生让服用的是地西泮，我们科室的吴科长也患有失眠，用的药也是地西泮，似乎很多失眠患者都服用地西泮，请问**地西泮是一种什么药？**

解答：地西泮又名安定，为苯二氮卓类药，是临床常用的镇静催眠和抗焦虑药之一，也是治疗失眠最常用的药物。下面将地西泮的作用与用途和使用时的注意点介绍如下。

地西泮的药理作用与利眠宁相似但较强，抗焦虑作用与肌肉松弛作用强于利眠宁5倍，抗惊厥作用强10倍。本品及其他苯二氮卓类药物不是一般中枢抑制药，它对边缘系统具有相对的选择性，小剂量时即产生明显的抗焦虑作用，现在认为可能与促进中枢抑制性递质γ-氨基丁酸的释放或其突触传递有关。近来研究证明，此药及此类药物能与大脑皮质部位的特异受体结合。地西泮口服吸收快，约1小时可达血高峰浓度。地西泮主要用于治疗焦虑症、失眠、癫痫及各种原因引起的肌肉痉挛，并可试用于治疗室性心律失常。用于镇静催眠时，通常每次5~10毫克，每日1次，睡前服用。

地西泮的不良反应较少而轻，常有嗜睡、轻微头痛及动作失调，且与剂量有关，年老体弱者容易引起这些反应。偶见低血压、呼吸抑制、恶心、便秘、视力模糊、复视、构音障碍、皮疹、尿潴留、忧郁、震颤、精神错乱、眩晕、黄疸、粒细胞减少。大量使用时，少数病人可出现反常的兴奋、烦躁不安。用量过大可出现精神错乱、昏迷、呼吸抑制。静注时可有疼痛及血栓性静脉炎发生。长期应用可出现耐受性和依赖性，突然停药时会出现不安、失眠、震颤甚至惊厥等戒断症状。因此，使用地西泮时应注意以下几点：①有青光眼病史及重症肌无力患者禁用；②年老体弱者应减少剂量；③孕妇及肝肾功能不全者慎用；④与其他同类药同时应用时需减量；⑤治疗期间避免饮酒。

十八、阿普唑仑是一种什么药?

咨询:我今年 50 岁,患失眠已 1 年多,曾服过中药,也先后用过针灸疗法、心理疗法等,就是不见好转,昨天到县医院就诊,医生让服用阿普唑仑,请问**阿普唑仑是一种什么药?**

解答:阿普唑仑又称佳静安定、佳乐定,为苯二氮卓类镇静催眠和抗焦虑药。阿普唑仑作用于中枢神经系统的苯二氮卓受体,加强中枢抑制性神经递质 γ -氨基丁酸(GABA)与 GABA$_A$ 受体的结合,促进氯通道开放,使细胞超极化,增强 GABA 能神经元所介导的突触抑制,使神经元兴奋性降低,具有较强的镇静催眠作用,同时兼有三环类抗抑郁药的作用,并且还具有中枢性肌肉松弛作用。阿普唑仑主要用于焦虑、紧张、激动,也可用于催眠或焦虑的辅助用药,也可作为抗惊厥药,并能缓解急性酒精戒断症状。对有精神抑郁的病人应慎用。抗焦虑通常开始每次 0.4 毫克,每日 3 次口服,用量按需递增,最大限量每日可达 4 毫克;镇静催眠通常每次 0.4~0.8 毫克,睡前服用。

阿普唑仑常见的不良反应有嗜睡、头昏、乏力等,大剂量偶见共济失调、震颤、尿潴留、黄疸,罕见的有皮疹、光敏、白细胞减少。个别病人发生兴奋、多语、睡眠障碍甚至幻觉,停药后上述症状很快消失。阿普唑仑有成瘾性,长期应用后停药可能发生撤药症状,表现为激动或忧郁。少数病人有口干、精神不集中、多汗、心悸、便秘或腹泻、视物模糊、低血压等症状。应当注意的是中枢神经系统处于抑制状态的急性酒精中毒、肝肾功能损害、重症肌无力、急性或易于发生的闭角型青光眼发作、严重慢性阻塞性肺部病变以及驾驶员、高空作业者、危险精细作业者应慎用。同时还应切记对苯二氮卓类药物过敏者可能对本药过敏应禁用,孕妇应尽量避免使用,哺乳期妇女也应慎用。

十九、劳拉西泮是一种什么药？

咨询：我今年63岁，患失眠已多年，病情时轻时重，近段时间又加重了，想了好多办法效果都不太好，今天找医生咨询，建议我用劳拉西泮，请您告诉我**劳拉西泮是一种什么药**？

解答：劳拉西泮又称氯羟安定，为苯二氮卓类抗焦虑药，其作用与地西泮相似，但抗焦虑作用较地西泮强，诱导入睡作用明显。在推荐剂量应用下，本品的药理作用来自边缘系统，它的效力优于其他苯二氮卓类化合物，应用一般剂量，皮质的抑郁或抗交感神经的作用很少或没有，在辅助治疗中，本品和其他化合物没有配伍禁忌，广泛用于综合科和精神病患者，是有效、安全和耐受性好的安定类药物。劳拉西泮的效力和安全性使它有广泛的适应证，临床主要用于治疗焦虑症及由焦虑、紧张引起的失眠症，亦用于手术前给药。劳拉西泮的用法通常是每次1~2毫克，每日2~3次口服，对年老体弱的病人应当减量。

劳拉西泮常见的不良反应有嗜睡、头昏、乏力等，大剂量可有共济失调、震颤。罕见的不良反应有皮疹、白细胞减少，个别病人发生兴奋、多语、睡眠障碍甚至幻觉，停药后上述症状很快消失。长期连续用药可产生依赖性和成瘾性，停药可能发生撤药症状，表现为激动或忧郁。应当注意的是对本品或其他苯二氮卓类衍生物过敏者、急性窄角型青光眼患者均禁用，劳拉西泮列入二类精神药品管理，劳拉西泮可能损害肝肾功能，不要与麻醉镇痛剂、巴比妥类及酒精合用，孕妇及哺乳期妇女禁用。

二十、硝西泮的作用是什么？ 使用时应注意什么？

咨询：我父亲前些年患顽固性失眠，用过硝西泮；我患失眠也已1年多，用中药及针灸疗法等效果都不好，医生建议我用硝西泮，请问**硝西泮的作用是什么？使用时应注意什么**？

解答:硝西泮又称硝基安定、硝基二氮卓,为苯二氮卓类抗焦虑药,其作用机制与其选择性作用于大脑边缘系统,与中枢苯二氮卓受体结合,而促进 γ－基丁酸的释放,促进突触传导功能有关,具有安定、镇静、抗焦虑及显著催眠作用,同时本品还具有中枢性肌肉松弛和抗惊厥作用。硝西泮主要用于治疗失眠症与抗惊厥,与抗癫痫药合用还用于治疗癫痫。治疗失眠硝西泮的用法通常是每次5～10毫克,每日1次,睡前服用;抗癫痫时通常每次5～10毫克,每日3次,口服。

硝西泮的不良反应以嗜睡为常见,同时可见无力、头痛、眩晕、恶心、便秘等,偶见皮疹、肝损害及骨髓抑制。白细胞减少者、重症肌无力者以及对本品过敏者禁用。使用硝西泮时主要应注意以下几点:①本品不良反应虽较少,但用药后次晨可思睡及轻微头痛,长期应用可产生耐受性和依赖性;②老年患者易出现眩晕、肌无力、运动失调、精神错乱、噩梦、情绪激动、失眠等,应用时需注意用量;③肝肾功能不全者应慎用,用药期间应定期检查肝功能和白细胞计数;④用药期间不宜驾驶车辆、操作机械或高空作业;⑤服药期间避免饮酒,因为有协同作用,可加强中枢抑制作用;⑥孕妇及哺乳期妇女不宜用;⑦长期用药后骤停可能引起惊厥等撤药反应,应特别注意。

二十一、氟西泮的作用是什么？使用时应注意什么？

咨询:我今年46岁,是工程师,患失眠已有很长一段时间,晚上总是难以入睡,入睡后屡醒,昨天到医院咨询,医生让用氟西泮,请问**氟西泮的作用是什么？使用时应注意什么？**

解答:氟西泮又称盐酸氟苯安定、妥眠多、氟安定、氟胺安定,属于苯二氮卓类镇静催眠和抗焦虑药。氟西泮作用于中枢苯二氮卓受体,促进中枢抑制性神经递质 γ－氨基丁酸(GABA)与其受体结合,增强 GABA 的活性,具有镇静、催眠、抗焦虑及骨骼肌松弛的作用。氟西泮具有较好的催眠作用,可缩短入睡时间,延长总睡眠时间及减少觉醒次数,临床主要用于难以入睡、夜间屡醒及晨间早醒的各型失眠病人做短程治疗。氟西泮的用法通常是每次 15～30 毫克,每日 1 次,睡前服用,年老体弱者开始时每次服用 15 毫克,根据反应适当加量。

氟西泮最常见的不良反应有眩晕、嗜睡、头昏、共济失调,后者多发生于年老、体弱者。亦可出现胃部烧灼、恶心、呕吐、腹泻、便秘、胃肠痛等不良反应以及神经质、多语、不安、发抖、胸痛、关节痛、定向不清以及昏迷等反应。使用氟西泮时主要应注意以下几点:①妊娠及哺乳期妇女不宜用;②本品虽未发现依赖性,但仍应限制反复应用;③15 岁以下儿童禁用;④反复应用者应定期检查肝、肾功能,肝肾功能不全者慎用;⑤严重抑郁症患者慎用;⑥乙醇、巴比妥类等中枢抑制药可增强其中枢抑制作用;⑦如超剂量时出现嗜睡、精神错乱及昏迷,应洗胃,并给予支持疗法,如出现中枢兴奋不宜用巴比妥类药,以免产生过度抑制。

二十二、咪达唑仑的作用是什么? 使用时应注意什么?

咨询:我今年 54 岁,患失眠已很长一段时间了,主要表现为入睡困难,想了好多办法,效果都不太好,医生让我服用咪达唑仑,请问**咪达唑仑的作用是什么? 使用时应注意什么?**

解答:咪达唑仑又称咪唑安定、速眠安,属于镇静催眠药。本品有抗焦虑、催眠、抗惊厥、肌肉松弛等作用。虽然咪达唑仑的作用机制尚不十分明确,但它与其他苯二氮卓类药作用相似,即通过干扰有抑制作用的神经介质 γ-氨基丁酸(GABA)的再吸收,导致 GABA 蓄积。咪达唑仑的药理作用特点是起效快,体内滞留时间短,作用稳定,剂量容易控制,一般从给药到进入睡眠的时间不超过 20 分钟。咪达唑仑主要用于睡眠障碍、失眠,特别适用于入睡困难者,也用于手术或诊断性操作前用药。咪达唑仑的用法通常是每次 7.5～15 毫克,睡前服用。因咪达唑仑在体内滞留时间短,必须在患者需要至少 4 小时睡眠前服用;

因起效快,咪达唑仑必须在患者就寝前即刻用水吞服。

应当注意的是对苯二氮卓类药物过敏者禁用咪达唑仑。咪达唑仑具有耐受性好及用药范围广的特点,一些副作用主要来自药物的镇静作用,并呈剂量相关性,此种副作用常在减少剂量后消失。常见的不良反应包括呃逆、恶心、呕吐、头痛、昏睡、支气管痉挛、进行性记忆丧失等。使用咪达唑仑时主要应注意以下几点:①治疗持续很长时间时,像其他的催眠剂、镇静剂一样,可有成瘾性;②在少数病例,服药后最初2~3小时内可能发生记忆丧失(顺行性遗忘),忘记日常活动(如准备膳食、写信),为避免此种情况,首次用药时应在熟悉的环境中;③当过量时,可出现疲劳、共济失调、遗忘和呼吸抑制,应特别注意;④急性闭角型青光眼患者禁用,严重呼吸功能不全者慎用,孕妇及哺乳期妇女禁用;⑤老年患者常有与年龄有关的肾功能减退,应减量使用;⑥服药期间不得驾驶车辆或操作危险机器等。

二十三、佐匹克隆的作用是什么? 使用时应注意什么?

咨询:我今年65岁,患有顽固性失眠,想了很多办法,效果都不太好,昨天找精神科医生咨询,建议我服用佐匹克隆,请您告诉我佐匹克隆的作用是什么? 使用时应注意什么?

解答:佐匹克隆又名吡嗪哌酯、唑吡酮,为镇静催眠药,具有催眠、镇静、抗焦虑、肌肉松弛与抗惊厥多种作用。佐匹克隆的特点有二:一是作用方式为选择性地抑制神经突触的5-羟色胺再摄取,对神经中枢的抑制作用不如苯二氮卓类广泛,因而不会引起白天嗜睡状态;二是抗焦虑及抗抑郁症状的作用显著,对伴有焦虑或抑郁症状的患者效果更好,优于苯二氮卓类安眠药。佐匹克隆催眠作用迅速,并可延长睡眠时间,提高睡眠质量,减少夜间觉醒次数和早醒次数,能较好改善失眠症状,兼治焦虑及抑郁症状,且次晨残余作用低,对日间活动影响较小,适用于治疗失眠症,尤其适用于老年顽固性失眠者。佐匹克隆的用法通常是每次 7.5 毫克,睡前服用。老年人开始治疗时每次 3.75 毫克,睡前服用,必要时遵医嘱增加剂量到 7.5 毫克。肝功能不全者每次 3.75 毫克,睡前服用。

佐匹克隆的不良反应主要有白天嗜睡、头昏、口苦口干、肌无力、健忘、易怒或精神错乱。长期用药后突然停药可有戒断现象出现,有轻度的激动、焦虑、肌肉痛、反跳性失眠、噩梦等,过量可到昏睡或昏迷,但比一般苯二氮卓类轻,毒性亦小。使用佐匹克隆时主要应注意以下几点:①对本品过敏者、呼吸功能不全者禁用;②妊娠、哺乳期妇女和 15 岁以下儿童慎用;③肌无力者用药时需注意医疗监护,肝、肾功能不全者应适当调理剂量;④与其他中枢抑制药(如苯二氮卓类与巴比妥类)合用可增加中枢抑制作用,戒断综合征也增加;⑤使用本品时应绝对禁止摄入含酒精的饮料;⑥连续用药时间不宜过长,突然停药可引起撤药综合征,应谨慎;⑦服药后不宜操作机械及驾驶车辆、从事高空作业等工作。

二十四、扎来普隆的作用是什么? 使用时应注意什么?

咨询:我是失眠患者,每天晚上是辗转反侧,难以入睡,听朋友说他也出现过相似的失眠,是用扎来普隆治好的,我也想试试,请问**扎来普隆的作用是什么? 使用时应注意什么?**

解答:扎来普隆又称派舒安、安维得,是催眠药,其化学结构不同于苯二氮卓类、巴比妥类及其他已知的催眠药,可能通过作用于 γ - 氨基丁酸 - 苯二氮卓(GABA - BZ)受体复合物而发挥其药理作用,从而产生镇静、催眠、抗焦虑和抗惊厥作用,其不良反应比苯二氮卓类少,口服后吸收迅速,1 小时左右达血药峰浓度,代谢物主要通过尿液和粪便排除。扎来普隆适用于入睡困难的失眠症的短期治疗,临床研究结果显示扎来普隆可缩短入眠时间,但还未表明能增加睡眠时间和减少清醒次数。扎来普隆的用法通常是每次 5 ~ 10 毫克,睡前服用或入睡困难时服用。与所有的镇静催眠药一样,当清醒时,服用扎来普隆会导致记忆损伤、幻觉、协调障碍、头晕。体重较轻的病人推荐剂量为每次 5 毫克,老年人和轻、中度肝功能不全的病人,推荐剂量为每次 5 毫克,每晚只服用 1 次,持续用药时间限制在 7 ~ 10 天,如果服药 7 ~ 10 天后失眠仍未减轻,医生应对患者失眠的病因重新进行评估。

服用扎来普隆后,可能会出现较轻的头痛、嗜睡、眩晕、口干、出汗及厌食、腹痛、恶心呕吐、乏力、记忆困难、多梦、情绪低落、震颤、站立不稳、复视、其他视力问题、精神错乱等不良反应。使用扎来普隆时主要应注意以下几点:①对本品过敏者、严重肝肾功能不全者、睡眠呼吸暂停综合征患者、重症肌无力患者以及严重呼吸困难或胸部疾病患者禁用,妊娠、哺乳期妇女及儿童也禁用;②严格在医生指导下使用,不要超过医生指定的使用期限,长期服用会产生依赖性,有药物滥用史的患者慎用;③服用扎来普隆后,如发现行为和思考异常,请及时和医生联系;④本品起效较快,应在上床前或上床后难以入睡时服用;⑤本品的不良反应与剂量密切相关,应尽可能用最低剂量,特别是老年人;⑥在医生决定应用扎来普隆前,应将您可能服用的所有药物包括非处方药告诉医生,如果饮酒的话也应告诉医生;⑦服用扎来普隆或其他安眠药期间禁止饮酒。

二十五、艾司唑仑的作用是什么？ 使用时应注意什么？

咨询:我今年 58 岁,患失眠已有一段时间了,昨天到医院就诊,医生让我用艾司唑仑,我想了解一下艾司唑仑这个药,请您告诉我**艾司唑仑的作用是什么? 使用时应注意什么?**

解答:艾司唑仑又称舒乐安定、三唑氯安定、忧虑定。艾司唑仑为苯二氮卓类的新型抗焦虑药,其作用类似硝基安定,但其镇静催眠的作用比后者强 2 ~ 4 倍,为高效的镇静催眠药。艾司唑仑服后入睡快而平静,对睡眠的时间和质量均有良好改善,醒后通常无不适感,但剂量大时也可出现延续效应。艾司唑仑除有明显的镇静、催眠和抗焦虑作用外,还具有抗惊厥作用,对各型实验性癫痫模型均有不同程度的对抗作用,临床试用对癫痫大、小发作均有一定疗效。艾司唑仑的特点为作用强、用量小、不良反应少,对肝肾功能、骨髓、血、尿均无影响,治疗用药安全范围大。艾司唑仑适用于各种类型的失眠与焦虑、紧张、恐惧以及癫痫大、小发作和术前镇静等。艾司唑仑用于镇静通常是每次1~2毫克,每日3次口服;用于催眠通常是每次1~2毫克,睡前服用。

艾司唑仑常见的不良反应有口干、嗜睡、头昏、乏力等,大剂量可有共济失调、震颤,罕见的有皮疹、白细胞减少,个别病人发生兴奋、多语、睡眠障碍甚至幻觉,停药后上述症状很快消失。本品有依赖性,但较轻,长期应用后停药可能发生撤药症状,表现为激动或忧郁。使用艾司唑仑时主要应注意以下几点:①对其他苯二氮䓬药物过敏者可能对本药过敏,应禁用;②重症肌无力者禁用;③孕妇、哺乳期妇女禁用,肝肾功能不良者慎用;④年老体弱者视病情而减少剂量;⑤用药期间不宜饮酒,避免长期大量使用而成瘾,如长期使用应逐渐减量,不可骤然停药。

二十六、地西泮与艾司唑仑有什么区别?

咨询:我是失眠患者,近段时间在服艾司唑仑,昨天外出忘记带药,朋友让我服的是地西泮,说地西泮与艾司唑仑都是安眠药,我不太放心,请问<u>地西泮与艾司唑仑有什么区别?</u>

解答:不错,地西泮与艾司唑仑都是安眠药,但也不能把二者混为一谈,因为地西泮与艾司唑仑还是有区别的。

地西泮又称安定,是强有力的镇静催眠药,服用后患者感到心情平稳,不那么烦躁不安,不那么紧张恐惧,对睡眠有帮助。近年来,地西泮的使用在逐步减少,因为地西泮在体内经肝脏代谢后产生一种代谢产物叫去甲基安定,它也有镇静催眠作用,而且从体内清除的时间很长,服用安定后镇静作用可持续50~100小时,昏昏沉沉、想睡觉的现象可一直持续到第二天至第四天,长期服用者在突然停药后会产生戒断综合征。对大多数失眠患者来说,地西泮不宜作为安眠药,更不得长期大量服用。

艾司唑仑又称舒乐安定,服用后在 30 分钟内入睡,睡眠较深沉,做梦减少,睡眠时间延长,睡眠质量提高,它的不良反应较小,对心、肺、肝、肾几乎没有毒性,安全性较高。艾司唑仑的缺点是仍然有药物依赖性,长期服用有心理依赖和躯体依赖,不管是心理依赖还是躯体依赖,停药后都会产生戒断症状,引起头痛、头晕、烦躁、不安、哭泣、压抑等,严重时会全身抽筋,所以患者不宜长期服用该药,也不要每天规律地使用,如有需要,应间断服用,原则上每周不要超过 4 次。

二十七、格鲁米特的作用是什么？使用时应注意什么？

咨询:我今年 56 岁,是失眠患者,现在是每天晚上都失眠,痛苦极了,听说格鲁米特治疗失眠效果不错,我想试一试,请您告诉我**格鲁米特的作用是什么? 使用时应注意什么?**

解答:这里首先告诉您,安眠药属于管理药品,通常需要凭医生开具的处方购买,应用安眠药必须在医生的指导下使用,切不可自作主张,以免引发不良事件。您想了解格鲁米特的作用和使用时的注意点,下面给您做简要介绍,供您参考。

格鲁米特又称苯乙哌啶酮、多睡丹、导眠能,为中时作用的非巴比妥类催眠药。格鲁米特的作用机制尚不明确,一般认为与巴比妥类药相似,具有催眠、镇静、抗惊厥等中枢抑制作用,依剂量不同可产生镇静或催眠作用。格鲁米特有阿托品样抗胆碱能作用和镇吐作用。格鲁米特口服 30 分钟内生效,作用时间为 4 ~ 8 小时,全部在肝脏内代谢转化,主要经肾脏排泄,在体内有蓄积作用。因本品脂溶性高,过量中毒时不易透析,不易抢救。长期服用可成瘾,突然停药可引起撤药症状。格鲁米特可用于失眠症的短期治疗,但不适合长期应用,因为催眠药的应用仅在 3～7 天内有效,如需再给予本品治疗,应间隔 1 周以上,现已少用。格鲁米特的用法通常是催眠每次 0.25～0.5 克,睡前服用,必要时可重复 1 次,但不要在起床前 4 小时服用,老年或体弱者对本品常更为敏感,初量宜小。

格鲁米特常见的不良反应为白天嗜睡,罕见的有皮疹、咽喉疼痛、发热、异常出血、瘀斑、异常乏力、反常的兴奋反应、视力模糊、动作笨拙不稳、精神错乱、头晕、头痛等。使用格鲁米特时主要应注意以下几点:①遵医嘱服用,不要随便超过常用量,并定期随访;②膀胱颈梗阻、心律失常、消化性溃疡、前列腺肥大、幽门十二指肠梗阻等患者应用本药可使症状加重,应慎用;③血卟啉症患者慎用,有药物滥用史或依赖史者应慎用,有不能控制的疼痛者也应慎用;④长期服用可产生药物依赖性或成瘾,撤药时且可出现撤药综合征,应逐渐撤药,可分阶段的减少用量,如撤药综合征已经发生,可再用本品或改用巴比妥过渡,逐渐停药;⑤严重的肾功能损害者慎用,孕妇及哺乳期妇女慎用。

二十八、甲丙氨酯的作用是什么? 使用时应注意什么?

咨询:我今年 40 岁,近段时间由于自学考试等原因,晚上一直休息不好,前天到医院就诊,医生建议我服甲丙氨酯,我想了解一下**甲丙氨酯的作用是什么? 使用时应注意什么?**

解答:甲丙氨酯又称眠尔通、安乐神、氨甲丙二酯,属丙二醇甲酸酯类安眠药。甲丙氨酯与苯二氮卓类的作用相似,但作用较弱,其作用为抗焦虑、镇静、催眠、抗惊厥及中枢性肌肉松弛。甲丙氨酯口服吸收好,2～3 小时血浓度达高峰,体内分布较均匀,主要在肝脏代谢,由肾脏排出。甲丙氨酯主要用于治疗神经衰弱的焦虑、失眠、精神紧张性头痛等,因其作用较弱,已逐渐被利眠宁、安定取代。由于甲丙氨酯有较强的肌肉松弛作用,对焦虑症伴有肌肉紧张或急性发作者仍可选用,亦可用于破伤风所致的肌肉紧张状态,对癫痫小发作略能抑制,但可加剧癫痫大发作。甲丙氨酯的用法通常是镇静每次0.2克,每日3~4次口服;催眠时于睡前半小时服0.2~0.4克。

甲丙氨酯最常见的不良反应为嗜睡,其他可有恶心、呕吐、腹泻、无力、头痛、头晕、运动失调、视觉障碍、低血压、心跳过速等,偶见皮疹、紫癜、再生障碍性贫血、血小板和白细胞减少等。使用甲丙氨酯时主要应注意以下几点:①本品久用可产生耐药性和依赖性,突然停药可引起失眠、震颤、头痛、运动失调、惊厥等戒断症状;②卟啉病患者禁用;③有癫痫病史者禁用;④肝、肾功能减退者慎用。

二十九、甲氨二氮卓的作用是什么? 使用时应注意什么?

咨询:我父亲前些年患失眠,是用甲氨二氮卓治好的,近段时间我也失眠,准备服甲氨二氮卓,我想了解甲氨二氮卓这个药,请问**甲氨二氮卓的作用是什么? 使用时应注意什么?**

解答:甲氨二氮卓又称利眠宁、氯氮卓,为苯二氮卓类药物,其药理作用机制与中枢神经系统中存在的苯二氮卓的特殊受体有关,此受体的分布与中枢抑制性递质γ–氨基丁酸的受体分布相似。甲氨二氮卓具有镇静、抗焦虑、肌肉松弛、抗惊厥等作用,适用于焦虑性和强迫性神经官能症、神经衰弱者的睡眠障碍、癔病、情绪障碍,与抗癫痫药联合应用可控制癫痫大发作,对癫痫小发作也有效。甲氨二氮卓的用法通常是每次5~10毫克,每日1~3次口服。

甲氨二氮卓可有嗜睡、头昏、恶心、便秘等不良反应,大剂量时可发生共济失调、皮疹、乏力、头晕、头痛、粒细胞减少、昏厥及尿闭等,偶见中毒性肝炎。使用甲氨二氮卓时主要应注意以下几点:①肝、肾功能减退者慎用;②长期大量服用可产生耐受性并成瘾,男性患者可导致阳痿,久服骤停可引起惊厥以及震颤、兴奋、失眠等戒断症状,因此本品以小剂量、多次服用为佳;③本品能加强吩噻嗪类安定剂(如氯丙嗪)和单胺氧化酶抑制剂(如优降宁)的作用,因此与吩噻嗪类、巴比妥、酒精等合用时,有加强中枢抑制的作用;④老年人用药后偶尔引起精神失常甚至昏厥,故应慎用;⑤孕妇及哺乳期妇女忌用。

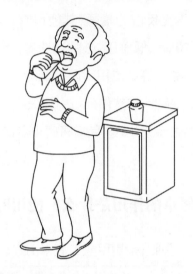

三十、老年人如何服用安眠药?

咨询:我今年65岁,患失眠已1年多,用过针灸、按摩及心理疗法等,始终不见好转,医生让我服安眠药,听说老年人用安眠药有其特殊性,请您告诉我**老年人如何服用安眠药?**

解答:这里首先告诉您,老年人用安眠药确实有其特殊性。老年人作为特殊人群,在治疗失眠的过程中,特别是服用安眠药的过程中,一定要十分注意,这是由于群体的特殊性决定的。

老年人胃肠对药物的吸收慢,吸收后的代谢过程也慢,容易在身体内积累。以最常用的安定类药物来说,据研究发现,如硝基安定一般的半衰期(指药物在身体内的浓度从最高值下降一半所需的时间)为24小时,老人的半衰期更长,肾脏的排出功能随着年龄增大而减弱。从老年人生理变化的特点来看,服用安眠药后出现作用较迟、维持的时间较长,加上老年人对于药物的敏感性较高,所以用与青年人同样的药量,老年人会出现很大的反应。这一特点在应用其他类药物时同样存在,但在使用治疗精神类药和安眠药时更加突出。所以,药量上就应该用得少些,特别在开始时,一般应相当于青年人用量的 1/3 或 1/2,且不要连续服,因为大多数的安眠药容易成瘾,老年人更是如此。还有老年人记忆力减退,听力差、眼睛花,服什么药,什么时候用药要听得很清楚,最好请家人代为提醒,这样不会吃错药或者多吃药,否则对老年人来说是很危险的。

归纳起来,老年人失眠,首先不要紧张,其次要查明原因,不要滥用安眠药,要取得医生的指导。即使用安眠药,也只能临时性地服用,不要每天必服,避免上瘾,同时切记要弄清楚安眠药的用法用量及注意事项,最好在家人的指导、提醒下服用安眠药,以免错服误用。

三十一、如何消除药物的依赖性?

咨询:我今年 58 岁,是失眠患者,目前正在服用阿普唑仑治疗,效果还不错,听说服用安眠药很容易形成依赖性,我真有点不放心,麻烦您给我讲一讲**如何消除药物的依赖性?**

解答:虽然每位失眠患者都不希望对药物有一定的依赖性,但是还有很多失眠患者对药物产生了依赖,因为服用安眠药确实很容易形成依赖性。对于这种情况,一旦产生药物信赖性,意味着必须戒断该药物,但是戒断药物,失眠问题得不到解决,造成顾此失彼。因此,进行戒断药物的过程中,最好采用其他的非药物治疗失眠的方法,同时制订合理的减少药物的计划。要消除药物的依赖性,减药应遵循以下几项原则:

(1)采取非药物手段治疗失眠的同时开始减药,如果您处于极忙碌、紧张的状态,减药计划暂缓,开始减药时,如果需要的话,请告诉家人,取得他们的支持。

(2)1 周的时间中,找出 1 天开始将剂量减半,挑一个轻松、压力小且第二天工作任务少的夜晚(如周末),如此就不需要担心白天的工作表现。

(3)一旦这些剂量减半的夜晚有不错的睡眠之后(这可能立即出现,或是需要几个星期),更放心减少药量,可以将减少药量的夜晚增加为1周两天。

(4)依此方法循序渐进,直到把所有晚上的药量都减为一半为止。显然,最后会碰到必须连续减药两晚的情况,但是那时对减药已经信心大增了。

(5)在将晚上的药量减半之后,再以同样的方法将最后的这一半减掉。先是1周1天,一直到完全不吃药为止。如果所用安眠药不止一种,接着再去减第二种。

(6)对于服用大剂量或者长期服用,或是服用多种药物的人,自然需要更多时间来彻底执行这些减药技巧。

总之,要消除药物的依赖性,应在配合应用诸如针灸、按摩、饮食调养等非药物疗法的基础上,制订合理的减少药物的计划,采取逐渐减少安眠药用量的方式进行减药,直至停止服药。

三十二、失眠药物治疗的换药指征是什么? 什么时候可以终止药物治疗?

咨询:我是失眠患者,正在服用安眠药治疗,听说有些情况需要换药,停用安眠药还有指征,我想了解一下,请问**失眠药物治疗的换药指征是什么? 什么时候可以终止药物治疗?**

解答:确实像您说的那样,在失眠患者应用安眠药治疗的过程中,有些情况需要换药,同时停用安眠药也有指征。下面简要介绍一下,供您参考。

通常认为失眠患者在药物治疗中有以下情况时,应当考虑换药。①推荐的治疗剂量内无效:如果首选药物用量已增大到治疗范围的上限,或出现明显的宿醉现象时,则应根据病情换用次选药物治疗;②产生耐药性:有些人吃安眠药的剂量会越来越大,但这样很容易超过安全剂量范围,造成严重后果,这种情况下,应该考虑换药;③不良反应加重:如果患者对原用药过敏或出现其他严重的不良反应,一经发现就应尽快换药;④药物间有不良相互作用:与治疗其他疾病的药物有不良的相互作用时,也应及时换药;⑤大量长期使用:一般来说,使用一种安眠药超过4个月就要换药了。

停用安眠药应当特别谨慎。通常认为当患者感觉能够自我控制睡眠时,可考虑逐渐停药,但不能骤然停药。若失眠与其他疾病或生活事件相关,病因去除后,也应考虑停药。服用安眠药物治疗失眠的患者应在医生的指导下逐渐减少药物剂量,以免出现停药引起的失眠。常用的减量方法为逐步减少夜间用药量。一般来说,服药剂量较小,每天只服1片的患者,可以马上停药;每天服药2片或2片以上的患者,要逐渐减量,每隔两三天减一半的剂量,以2片为例,先减为1片,3天后再减为半片。在持续治疗停止后,可按需间歇用药一段时间。一般停药过程要持续几周到几个月。

三十三、中学生滥用安定类药物有哪些害处?

咨询:我是高三学生,临近高考,近段时间晚上总是失眠,我们班有的学生服安眠药治疗失眠,我也想用,可听说学生用安眠药有害处,请问**中学生滥用安定类药物有哪些害处?**

解答:确实有些初中、高中学生,由于学习紧张,有时晚上睡觉失眠而求助于安眠药。开始时可能有点效果,但时间长了效果会越来越差,同时还会出现诸多不适,甚至引发严重事件。中学生滥用安定类药物有百害而无一利,将中学生滥用安定类药物的害处归纳起来,主要有以下几个方面:

(1)可出现困倦、眩晕、乏力、头昏眼花、记忆力减退、嗜睡、便秘等症状,大剂量服用还可出现视力模糊、兴奋不安、共济失调等症状以及皮疹、剥脱性皮炎和药物热等不良反应。

(2)安眠类药物有时间滞后的抑制作用(即后遗作用),导致白天嗜睡、乏力、记忆力减退和精神萎靡不振等,更为严重的是患有睡眠性呼吸暂停综合征者服用安眠药后可延长呼吸暂停的时间,以致发生猝死。

(3)可出现成瘾性和戒断现象,长期服用安眠药可发生成瘾性,一旦突然停药,就会发生戒断现象,如头昏、头晕、失眠加重、恶心呕吐、狂躁、焦虑不安、震颤甚至惊厥、抽搐等。一旦安眠药成瘾,不能突然停药,应逐渐减量。

(4)可出现精神依赖性,长期服用安眠药,可造成强烈的心理和精神上的依赖性,不用药就完全睡不好。

(5)导致性格和情感的改变,长期服用安定类药物的失眠者,会发生性格上的改变,变得情感冷淡,脾气暴躁,性情古怪,常常为小事而大发雷霆,人际关系十分紧张。

(6)中学生正处于长身体的阶段,机体的各种功能还没有发育健全,安眠药有诸多的副作用,滥用安定类药物可影响其正常生长发育,引发诸多的疾病,这是中学生不能滥用安定类药物的一个重要方面。

第四章 失眠患者这样做疗效好（中医篇）

　　提起中医，大家会想到阴阳、五行、舌苔、脉象等，知道中医知识深奥难懂，对疾病的认识与西医不同。本章采取通俗易懂的语言，讲解了中医是怎样认识失眠的、中医通常将失眠分为几种证型以及中医治疗失眠常用的方药、方法等，以便让大家了解中医防治失眠的知识，合理选择中医治疗失眠的药物和方法。

一、找中医看病前需要注意哪些细节？

咨询：我近段时间时常失眠，我知道中医治疗调养失眠效果不错，想找中医看看，听说看中医与看西医不太一样，有很多需要注意的地方，请问**找中医看病前需要注意哪些细节？**

解答：中医诊治疾病与西医不同，讲究"望、闻、问、切"四诊，看中医与看西医的确不太一样，有不少讲究，有很多要注意的地方。找中医看病，除了通常所说的要带齐有关的证件（如医疗卡、身份证等），带着以前就诊的门诊病历、各种化验检查资料（如化验单、心电图报告单、彩超单等），以及注意空腹以便做各种检查外，看病前还需要注意以下细节：

（1）当面就诊：中医看病需"望、闻、问、切"，四诊合参，讲究个体化辨证治疗，绝不是说一两个症状或一个病名便可以处方用药的，只有经过全面的诊断和细致的辨证之后，处方用药才不至于有失，所以看病还是建议大家找当地有经验的医生当面诊治，打电话、发微信、通过网络找中医诊治疾病是不恰当的。

（2）不要化妆：在"望、闻、问、切"四诊中，望诊是诊病的首要环节，它包括望精神状态、望面部气色、望舌苔、望舌质、望唇甲等诸多方面，对正确诊断疾病非常重要，所以看病时一定要让医生看到您的"本来面目"，在看病前不要擦胭脂、抹口红、画眼圈、涂指甲油等，以免掩盖病情。

（3）切莫轻易"动"舌头：望舌是中医望诊的一个重要内容，医生希望能够看到病人真实的舌苔、舌色和舌质，有些病人早晨刷牙时拼命用牙刷刮舌面，目的是想给医生看一个漂亮的舌头，恰恰因为这样会让病看得不明白、不准确。

（4）不宜饭后就诊：饭后不但脉象多洪缓，而且舌苔变薄，舌质变红，加上有些食物容易使舌苔变色，这样会导致医生诊断出现失误，所以不宜在饭后立即就诊，就诊最好在饭后1小时以上，通常选择在上午就诊，同时早晨也不要刷牙。

(5)不要做剧烈运动:切脉也是中医诊病的重要手段,就诊前应尽量保持心情平静,避免情绪急躁和剧烈运动等因素影响切诊。若饱食、饮酒、刚参加完运动、长途步行或爬楼梯后,则需休息一定时间,待脉搏平静后再让医生诊脉。

(6)不要吃容易染舌苔的食物或药物:望舌苔、望舌质是中医诊断疾病的重要一环,就诊前不要吃容易染舌苔的食物或药物,比如牛奶、豆浆等含脂肪多的食品容易使您的舌苔变得白腻,杨梅、乌梅、橄榄等容易使舌苔变黑,咖啡、橘子以及维生素 B_2 等可使舌苔变黄,就诊前刚进热饮可使舌质变红,这些都是应当注意的,如果您已经这样做了,一定要告知医生,否则会影响诊断。

(7)不要频繁更换医生:中医治疗疾病,取效较慢,很多疾病的治疗需要一定时间、一个过程,而频繁更换医生只会造成治疗的重复。一般的慢性疾病,如果治疗1~2个月后仍无明显效果,可以考虑另选大夫,但一定要将以往的病历或处方保存好,以便让医生了解您的治疗情况。

(8)不要沿用过去的处方或别人的处方:有些人认为,这次的病治好了,可以把处方留着,以备将来症状再次出现时使用,或者看到别人跟自己的病情类似,便将别人的处方拿来自己用,这是不正确的,也是极其不负责任的。中医在诊治疾病过程中,非常重视个体差异,患病的原因、时间、地点、表现不同,方药都会不同。除非医生允许,请不要沿用以前的处方,或他人的处方。

二、中医是怎样诊治疾病的?

咨询:我近段时间晚上睡觉总是辗转反侧,难以入睡,听说这种情况服用中药效果很好,我想试一试,我知道中医诊治疾病与西医不太一样,麻烦您告诉我**中医是怎样诊治疾病的?**

解答:的确,中医与西医有着不同的理论体系,中医诊治疾病与西医不太一样。中医知识深奥难懂,下面我尽量用浅显易懂的语言,简单介绍一下中医是怎样诊治疾病的,希望您看后能够明白。

中医理论认为,人体是以五脏为中心,通过经络系统,把五脏、六腑、五官、九窍、四肢百骸等全身组织器官联系起来的有机整体,并通过精、气、血、津液的作用,来完成机体统一的机能活动。机体各个部分之间在生理上互相联系,在病理上互相影响。不但如此,中医还把人与自然界联系在一起,认为人与天地相参,与日月相应,这就是贯穿中医理论体系的整体观思想。

中医看病讲究"辨证论治"结合"辨病论治"。首先是收集资料,中医要求"望、闻、问、切"四诊合参,然后在这些资料的基础上,进行中医的整体抽象思维,得出辨证结论。中医的辨证方法包括八纲辨证、脏腑辨证、卫气营血辨证、三焦辨证、六经辨证、气血津液辨证、经络辨证等,其中八纲辨证又是最常用的,而八纲辨证又以阴阳为刚,辨其表里、寒热和虚实。抽象思维的过程,就是将"望、闻、问、切"四诊所得到的资料与人体的生理病理相联系,根据疾病的不同,结合医生个人的经验特点,选择一个或几个合适的辨证方法,做出分析综合,最后采取相应的治法和方药,或针灸、按摩等方法,进行相应的治疗。

比如患者感受外邪了,咳嗽症状很重,痰白略黄,黏稠不易咯出,口渴,还有鼻塞流清涕、头痛、恶寒(怕冷)等症状,中医诊断的病名是"咳嗽",八纲辨证属实,乃表寒里热证,脏腑辨证与卫气营血辨证其病位在肺卫,治疗当采取解表散寒、清肺止咳的方法,方药可选用麻杏石甘汤加减。

"望、闻、问、切"四诊是中医诊断疾病的方法,中医诊断疾病特别强调四诊合参,常有人以为一摸脉便能说出患者的病情是很高明的大夫,其实中医经典里说"望而知之谓之神,闻而知之谓之圣,问而知之谓之工,切脉而知之谓之巧。"对患者的观察细致入微,对各种临床现象的了解尽可能全面,有助于做出准确的诊断。需要指出的是,当今的中医大夫,一般都掌握有西医学知识,是能中能西的,临床中结合现代辅助检查,有助于提高诊断的准确性、治疗的精准性,这样才能取得好的疗效。

中医的病名诊断一般并不困难,而辨证的结果就要复杂得多,尤其是久病、重病、多病的时候,证型往往错综复杂,虚实、寒热并见,不同的医生可能会得出不太一样的结论。加之中医有不同的派别,医生有各自的经验和特点,对于同一个病人,辨证可能完全不同,采取的相应治法就会不一样。即便辨证相同,中医方剂学的内容也是汗牛充栋,医生根据各自的经验和用药特点,也可能开出不同的方药,而不同的方药有可能取得同样好的疗效,也有可能疗效大相径庭。

有人会说,中医治病,真是仁者见仁,智者见智,太难把握了,这是对的,中医学是一门非常博大精深的学问,绝不是一朝一夕便可以领悟的。有人在报纸、杂志上看到一个方子,便对号入座,以为就能治疗自己的疾病,其实这种做法是不妥当的,甚至可能适得其反。我们在临床中也时常遇到这样照方开药的病人,感到很是无奈。当今,人们的养生保健意识日渐提高,这是好事,对于简单的小问题,选用一些非处方类中成药,或用艾灸、按摩等方法自行调养一下,提高一下自己的身体素质,是可行的。不过真是得了病,上医院找医生才是明智之举,切不可得病"自己看",以免耽误病情。

三、中医是怎样认识失眠的?

咨询:我是小学教师,近两年来时常失眠,吃了好多种西药效果都不太好,想改用中药汤剂调治一段时间,我知道中医和西医对疾病有不同的认识,请问<u>中医是怎样认识失眠的?</u>

解答:首先说明一下,中医和西医有着不同的理论体系,中医和西医对疾病确实有不同的认识,中医理论深奥难懂,希望下面的介绍能对您了解中医对失眠的认识有所帮助。

失眠属中医学"不寐""不得卧""目不瞑"等的范畴,中医认为失眠的发生是机体脏腑功能紊乱,气血阴阳失调的表现,多由于暴怒、思虑、忧郁、劳倦、饱食、体质、环境以及久病等因素影响了心神,使心神失养或者心神被扰而引起。中医治疗失眠是以整体观念和辨证论治为指导,通过调整脏腑功能,恢复机体阴阳平衡,而达到改善睡眠的目的。

(1)病因病机:引发失眠的病因是多种多样的,其发病机制也较为复杂,但归根到底都是使脏腑功能失调,心神失养或者心神被扰而发病。

①情志所伤:情志所伤在失眠的发病中占有重要地位,喜、怒、忧、思、悲、恐、惊七情均可导致失眠,其中喜、悲、怒、思所致的失眠在临床中较为常见。凡事都有度,过度就会适得其反,过喜耗气,心气不足也可影响心神而带来精神问题出现失眠;过度悲伤,肺气不足,不能将气血输送到心,心神失养,也可引起失眠。"百病皆生于气",暴怒伤肝,气郁化火,扰动心神,使魂不能藏,从而发生失眠。长期事不遂心,思虑过度,伤及脾之运化功能,以致气血化源不足,气血亏虚,不能濡养心神,心神失养,神不守舍,出现失眠。

②劳逸失常:劳则气耗,劳力过度气衰神疲消瘦,阴血暗耗,心神失养,神不守舍则失眠;劳神过度伤及心脾,脾不健运,心之气阴耗伤,久之心脾两虚,气血亏虚,心失所养,则心神不安,夜不能寐。房劳过度伤及肾精,阳不交阴,心肾不交,水火失济,热扰心神,心神不宁,则现失眠。

③体质因素:中医特别重视体质因素对疾病的影响。心气素虚者,遇事易惊、善恐,心神不安,终日惕惕,酿成失眠。正如《类证治裁·不寐》中所说:"惊恐伤神,心虚不安。"若胆气素虚,决断失司,不能果断处事,忧虑重重,心神不宁,亦可导致失眠。张志聪之《素问集注·六节藏象论》中注释:"若胆气虚者,十一脏皆易受其影响,尤以心为甚,心神不安,则生不寐。"所以,心虚胆怯引起的失眠症状,主要是虚烦不眠。素体肾阴不足,阴虚火旺者,也会扰动心神导致失眠;素体正气亏虚,心脾不足者,也会影响心神而易出现失眠。

④胃气不和:"胃不和则卧不安",饮食不当,饥饱失常,或过食辛辣等,都会损伤胃气,肠胃受伤,宿食停滞,酿为痰热,壅遏于中,痰热上扰,或肠中有燥屎,均能导致胃气不和,升降失常,以致不得安寐。

⑤环境因素:居住环境繁乱嘈杂,噪声过大,或有强光、异味等的刺激,或室

温过高、过低,均可致使心神被扰,神不守舍而失眠。

失眠的病位主在心,因心主神明,神安则寐,神不安则不寐,但与脾(胃)、肝(胆)、肾诸脏器亦密切相关。气血来源,由水谷之精微所化,上奉于心,则心得所养;收藏于肝,则肝体柔和;统摄于脾,则生化不息;调节有度,化而为精,内藏于肾,肾精上承于心,心气下交于肾,则神志安宁。阳气入阴而寐,阳气出阴则醒,失眠总的病理变化是由各种原因导致阳盛阴衰,阴阳失调,心神扰动。若暴怒、思虑、忧郁、劳倦诸因素伤及诸脏器,精血内耗,彼此相互影响,每多形成顽固性失眠,所以失眠之证虚者尤多。

(2)治疗原则:失眠的治疗应以补虚泻实、调整阴阳为基本原则,在此基础上,依辨证结果的不同选用与之相适应的治疗方法。在具体用药时应注意适当施以安神镇静,并重视精神治疗的作用。

①注意调整脏腑气血阴阳:脏腑功能紊乱,气血阴阳失调是引发失眠的总的病理机制,所以调整脏腑气血阴阳是治疗失眠的总原则。对于失眠的治疗,应着重调治所病脏腑及气血阴阳,可运用补益心脾、滋阴降火、交通心肾、疏肝养血、益气镇惊、化痰清热、和胃化滞等方法,"补其不足,泻其有余,调其虚实",使气血调和,阴阳平衡,脏腑的功能得以恢复正常。

②强调在辨证论治的基础上施以安神镇静:失眠的关键在于心神不安,其治疗应强调安神镇静,但必须在辨证论治、平衡脏腑阴阳气血的基础上进行,离开这一原则,即影响疗效。安神的方法有养血安神、清心安神、育阴安神、益气安神、镇肝安神、熄风安神及安神定志等等,可随证加减以提高疗效。

③注重精神治疗的作用:情志失调在失眠的发病中占有重要地位,消除顾虑及紧张情绪,保持心情舒畅,在失眠的治疗中占有重要作用。特别是因情志因素引发的失眠,注重精神情志的调节显得尤为重要。

四、中医调治失眠有哪些优势？

咨询：我今年 30 岁，患失眠已很长一段时间了，我相信中医，想采用中医的方法治疗，听说中医调治失眠有很多优势，想进一步了解一下，请您告诉我**中医调治失眠有哪些优势？**

解答：的确像您说的那样，中医调治失眠有很多优势。中医注重疾病的整体调治、非药物治疗和日常保健，有丰富多彩的治疗调养手段，中医在调治失眠方面较西医的单纯应用镇静催眠药治疗有明显的优势，采用中医方法治疗调养失眠以其显著的疗效和较少的不良反应深受广大患者的欢迎。

（1）强调整体观念和辨证论治：中医认为人是一个有机的整体，疾病的发生是机体正气与病邪相互作用、失去平衡的结果，失眠的出现更是如此。失眠只是一个症状或证候，引起失眠的原因是复杂多样的，既有环境因素、生理因素、疾病因素，也有精神因素、药物因素等，其中环境因素和精神因素占重要的地位，失眠不同于其他躯体疾病，如果单靠镇静催眠药治疗，效果难以令人满意，并有不少不良反应，所以，中医治疗失眠决不能像西医那样仅给予镇静催眠药就算完事，而应在重视整体观的前提下辨证论治。辨证论治是中医的精华所在，同样是失眠，由于发病时间、地区以及患者机体的反应性不同，或处于不同的发展阶段，所表现的证不同，因而治法也不一样，所谓"证同治亦同，证异治亦异"，切之临床，失眠有心肝火旺型、脾胃不和型、心肾不交型、肝郁化火型、痰热内扰型、阴虚火旺型、心脾两虚型、心胆气虚型等不同证型存在，辨证论治使治疗用药更具针对性，有助于提高临床疗效。

（2）具有丰富多彩的调治手段：中医有丰富多彩的调养治疗手段，除药物治疗外，还有针灸、按摩、拔罐以及饮食调理、情志调节、运动锻炼、起居调摄等调治方法，在重视药物治疗的同时，采取综合性的措施，配合以针灸、按摩以及饮食调理、情志调节、运动锻炼、起居调摄等调治方法进行调治，以发挥综合治疗的优势,是保持正常睡眠,促进失眠患者逐渐康复的可靠方法,也是现今中医常用的调治失眠的方法。

(3)具有独具特色的食疗药膳:根据"药食同源"之理论选用饮食药膳调治疾病是中医的一大特色,也是中医调治失眠的优势所在。很多食物,诸如小米、猪心、牛奶、鸡蛋、猪脑等,不仅营养丰富,而且具有一定的安神助眠作用,根据具体情况选用这些食物就能纠正失眠。有一些食物如核桃仁、百合、茯苓、山药、山楂、芝麻等,为药食两用之品,根据辨证结果的不同选择食用则可发挥药物之功效,其调治失眠的功效显著。选用适宜的食物配合以药物或药食两用之品制成的药膳,特别是各种药粥,如百合粥、郁李仁粥、桂圆莲子粥、茯苓米饼等,具有良好的调整脏腑功能和改善睡眠的作用,依据其功效选择应用以调治失眠,其效果更好。

五、中医调治失眠常用的方法有哪些?

咨询:我是小学教师,近段时间晚上睡觉总是辗转反侧,难以入睡,医生让我服用镇静药,我担心西药有副作用,想采用中医的方法调治,请问**中医调治失眠常用的方法有哪些?**

解答:这里首先告诉您,您是小学教师,长期精神紧张,用脑过度,比较容易患失眠症。人们常说"能吃能睡无大碍,不吃不睡病自来""日思三餐,夜思一宿"。睡眠是生命活动中不可缺少的重要生理功能,是人类健康长寿的需要,睡眠是最好的休息。睡眠和食物一样,对于每个人都是必不可少的,是保证机体正常活动、维持身心健康的前提和基础。失眠是现代人生活中最易发生的一种症状,在人的一生中,绝大多数都有过罹患失眠的病史或正被失眠所困扰。随着社会化、城市化的高度发展,社会竞争的激烈,学习生活节奏的加快,使人们的心理压力增大,导致失眠患者越来越多。

医生让您服用镇静药,您担心西药有副作用,想采用中医的方法调治,心情可以理解,长期服用西药镇静药确实有很多不良反应,相比之下,中医在调治失眠方面较西医的单纯应用镇静催眠药治疗有明显的优势。中医注重疾病的整体调治、非药物治疗和日常保健,有丰富多彩的治疗调养手段,在长期的医疗实践中,人们总结有众多的治疗调养失眠的方法。就临床来看,中医调治失眠首选饮食调理、情志调节和起居调摄,绝大多数失眠患者通过纠正不合理的生活习惯,解除思想上的顾虑和不稳定的情绪,再配合以饮食调理,就能使睡眠变得香甜。若饮食调理、情志调节和起居调摄效果欠佳者,既可在整体观念和辨证论治精神的指导下,根据病情的需要灵活采用内服中药、外用中药或两者兼用的方法进行治疗,也可采用针灸、按摩、运动、拔罐、刮痧、热敷、沐浴等方法调治,还可运用药膳、药酒、药茶等进行调养。医生与患者共同参与,互相配合,纠正不合理的生活习惯,通过饮食调理、情志调节、起居调摄进行调理,在重视药物治疗的同时,采用综合性的措施,配合以运动、按摩、拔罐等方法进行调治,是改善睡眠,促进失眠者顺利康复的好方法。

内服中药就是利用中药汤剂或中成药口服进行治疗,内服中药治疗失眠一般根据中医辨证结果的不同采用各不一样的治法和方剂,通常以镇静安神、清热宁心、养心安神等为基本治则,常用的方剂如天王补心丹、酸枣仁汤、甘麦大枣汤等等,常用的中成药有交泰丸、朱砂安神丸、安神补脑液、甜梦口服液等等。外用中药主要是利用药物敷贴的方法进行调治。当然,针灸、按摩、运动、拔罐、刮痧等非药物疗法在失眠治疗中的作用是内服外用药物不可替代的。

六、治疗失眠常用的单味中药有哪些?

咨询:我近段时间晚上睡觉总是失眠,问了几位老病号,都说中药治疗失眠效果不错,我准备用中药治疗,我知道中药的品种繁多,请您告诉我<u>治疗失眠常用的单味中药有哪些?</u>

解答:我国有着丰富的中药资源,中药的品种繁多,本草书籍所载的达数千种,临床常用的单味中药也有数百种之多,不过并不是所有的中药都适宜治疗失眠,下面介绍几种治疗失眠常用的单味中药,供您参考。

(1)百合

种属:百合科多年生草本植物百合或细叶百合的肉质鳞叶。

性味归经:味甘,性寒,归肺、心经。

功效:养阴润肺止咳,清心安神。

适应证:肺阴亏虚所致的燥热咳嗽、久咳不止、痰中带血,以及虚火内扰所致的虚烦惊悸、失眠多梦、精神不安等。

用法:煎服,10～30克。清心宜生用,润肺密炙用。

(2)茯苓

种属:多孔菌科真菌茯苓的菌核,多寄生于松科植物赤松或马尾松等树根上。

性味归经:味甘、淡,性平,归心、脾、肾经。

功效:利水渗湿,健脾安神。

适应证:各种水肿、脾虚所致的食少纳呆、腹胀乏力、脾虚湿泻,以及心悸、失眠等。

用法:煎服,10～15克。

(3)麦冬

种属:百合科多年生草本植物麦冬的块根。

性味归经:味甘、微苦,性微寒,归心、肺、胃经。

功效:养阴润肺,益胃生津,清心除烦。

适应证:肺阴不足而有燥热的干咳痰粘、劳热咳嗽,胃阴虚或热伤胃阴的口渴咽干、大便秘结,心阴虚或火热扰心的心烦失眠、心悸健忘,以及血热吐衄、消渴等。

用法:煎服,10～15克。

（4）磁石

种属：等轴晶系氧化物类矿物尖晶石族磁铁矿的矿石，主含四氧化三铁。

性味归经：味咸，性寒，归心、肝、肾经。

功效：镇惊安神，平肝潜阳，聪耳明目，纳气定喘。

适应证：肾虚肝旺、惊恐气乱之心神不宁、惊悸失眠，癫痫，肝阳上亢之眩晕耳鸣，肝肾亏虚之耳聋、视物昏花，以及肾虚喘促等。

用法：煎服，15～30克，宜打碎先煎。入丸散，每次1～3克。

（5）龙骨

种属：古代多种大型哺乳动物，如三趾马、犀类、鹿类、牛类、象类等的骨骼化石或象类门齿的化石。

性味归经：味甘、涩，性平，归心、肝、肾经。

功效：镇惊安神，平肝潜阳，收敛固涩。

适应证：心神不宁，心悸失眠，健忘多梦，惊痫抽搐，癫狂发作，遗精、滑精、遗尿、尿频、崩漏、自汗盗汗等多种正虚滑脱之证，以及肝阳上亢之眩晕头痛等。

用法：煎服，15～30克，宜打碎先煎。

（6）远志

种属：远志科多年生草本植物远志或卵叶远志的根。

性味归经：味苦、辛，性微温，归心、肾、肺经。

功效：宁心安神，祛痰开窍，消散痈肿。

适应证：心肾不交之心神不宁、惊悸怔忡、失眠健忘，痰阻心窍之癫痫发狂，以及咳嗽痰多、痈疽疮毒、乳房肿痛等。

用法：煎服，5～10克。

注意：有胃炎及胃溃疡者慎用。

（7）酸枣仁

种属：鼠李科落叶灌木或乔木酸枣的成熟种子。

性味归经:味甘、酸,性平,归肝、胆、心经。

功效:养心益肝,安神,敛汗。

适应证:心肝血虚、心失所养所致的虚烦不眠,多梦易醒,心悸怔忡,以及体虚多汗、津少口渴等。

用法:煎服,10~20 克;研末吞服,每次 1.5~3 克。

(8)夜交藤

种属:蓼科多处生蔓生草本植物何首乌的藤茎或带叶藤茎。

性味归经:味甘,性平,归心、肝经。

功效:养心安神、祛风通络。

适应证:虚烦不眠、多梦,以及血虚身痛、风湿痹痛等。

用法:煎服,15~30 克。

(9)五味子

种属:木兰科多处生落叶木质藤本植物五味子或华中五味子的成熟果实。

性味归经:味酸、甘,性温,归肺、心、肾经。

功效:敛肺滋肾,生津敛汗,涩精止泻,宁心安神。

适应证:久咳虚喘,津伤口渴,消渴,久泻不止,自汗盗汗,遗精滑精,以及心悸失眠、多梦等。

用法:煎服,3~6 克;研末服,每次 1.5~3 克。

注意:凡表邪未解,内有实热,咳嗽初起,麻疹初期,均不宜用。

(10)柏子仁

种属:柏科常绿植物侧柏的成熟种仁。

性味归经:味甘,性平,归心、肾、大经肠。

功效:养心安神、润肠通便。

适应证:心悸失眠,惊悸健忘,阴虚盗汗,肠燥便秘等。

用法:煎服,10~20 克。

注意:便溏及多痰者慎用。

(11)合欢皮

种属:豆科落叶乔木植物合欢的树皮。

性味归经:味甘,性平,归心、肝经。

功效:安神解郁、活血消肿。

适应证:忿怒忧郁、烦躁失眠以及跌打损伤、血瘀肿痛、痈肿疮毒等。

用法:煎服,10~30克。

(12)珍珠母

种属:蚌科动物三角帆蚌和褶纹冠蚌的蚌壳或珍珠贝科动物珍珠贝、马氏珍珠贝等贝壳的珍珠层。

性味归经:味咸,性寒,归心、肝经。

功效:平肝潜阳,清肝明目,镇心安神。

适应证:肝阳上亢之头晕目眩,头痛耳鸣,烦躁易怒,目赤肿痛,惊悸失眠,心神不宁等。

用法:煎服,15~30克,宜打碎先煎。

七、治疗失眠著名的方剂有哪些?

咨询:我是失眠患者,因用西药安眠药疗效不太理想,于半月前改用中药汤剂,方名是酸枣仁汤,听说治疗失眠的方剂有很多,其中不乏著名者,请问**治疗失眠著名的方剂有哪些?**

解答:治疗失眠的方剂确实有很多,这当中最著名的当数养心汤、归脾丸、交泰丸、酸枣仁汤、丹栀逍遥散、天王补心丹、柏子养心丸、黄连阿胶汤、甘麦大枣汤以及桂枝甘草龙骨牡蛎汤,下面将其组成、用法、功效、主治、方解介绍如下。

(1)养心汤(《丹溪心法》)

组成:黄芪、茯苓、茯神、当归、川芎、半夏曲各15克,人参、柏子仁、远志、肉桂、五味子各 6 克,酸枣仁 9 克,炙甘草 12 克,生姜 3 片,大枣 1 枚。

用法:每日 1 剂,水煎服。

功效:补气养心,宁心安神。

主治:心虚血少,心失所养,心悸怔忡,失眠多梦,气短自汗,精神倦怠,舌质淡,脉弱。

方解:方中人参、黄芪、茯苓、炙甘草、当归、川芎、大枣益气养血;五味子、酸枣仁、柏子仁、远志、茯神滋养安神;肉桂温通心阳,鼓舞气血生长;半夏曲和胃消滞,以防诸药之滞胃。上药合而用之,共奏补气养心,宁心安神之功。

(2)归脾汤(《济生方》)

组成:白术、茯苓、黄芪、龙眼肉、酸枣仁各 30 克,人参、木香各 15 克,炙甘草 8 克,当归、远志各 3 克。

用法:加生姜 6 克,大枣 3~5 枚,每日 1 剂,水煎服。亦可作蜜丸,每丸约重 15 克,每次 1 丸,每日 3 次,空腹时温开水送服。

功效:益气补血,健脾养心。

主治:心脾两虚,思虑过度,劳伤心脾,气血不足,心悸怔忡,健忘失眠,盗汗虚热,食少体倦,面色萎黄,舌质淡,苔薄白,脉细缓。也用于脾不流血之便血,妇女崩漏,月经超前,量多色淡,或淋漓不止等。

方解:方中人参、黄芪、白术、炙甘草、生姜、大枣甘温补脾益气;当归甘辛温养肝血而生心血;茯苓、酸枣仁、龙眼肉甘平养心安神;远志交通心肾而定志宁心;木香理气醒脾,以防益气补血药滋腻滞气,有碍脾胃运化功能。全方养心与益脾并进,益气与养血相融,能益脾气,扶脾阳,养肝血,故便血、崩漏、失眠、心悸诸症状可愈。

(3)交泰丸(《韩氏医通》)

组成:黄连 30 克,肉桂 5 克。

用法:上药研为细末,炼蜜为丸,每次 2 克,下午、晚上各服 1 次,或临睡前 1

小时服。

功效:交通心肾,安神。

主治:心火旺盛,心肾不交,心烦不安,下肢不温,不能入睡,舌质红无苔,脉虚数。

方解:方中黄连清泻心火以制偏亢之心阳;肉桂温补下元以扶不足之肾阳。药虽二味,相反相成,能引火归元,交通心肾。

(4)酸枣仁汤(《金匮要略》)

组成:酸枣仁18克,茯苓、知母各10克,川芎5克,甘草3克。

用法:每日1剂,水煎服。

功效:养血安神,清热除烦。

主治:虚劳虚烦不得眠,心悸盗汗,头目眩晕,咽干口燥,脉弦细。

方解:方中重用、先煎酸枣仁,是以养肝血,安心神为主药;佐以川芎调养肝血;茯苓宁心安神;知母补不足之阴,清内炎之火,具有滋清兼备之功;甘草清热和药。诸药配伍,共收养血安神,清热除烦之效。

(5)丹栀逍遥散(《内科摘要》)

组成:当归、白芍、茯苓、白术、柴胡、丹皮、栀子各9克,炙甘草6克。

用法:每日1剂,水煎服。

功效:疏肝健脾,养血清热。

主治:肝脾血虚,化火生热,或烦躁易怒,或自汗盗汗,或头痛目涩,或颊赤口干,或心烦失眠,或月经不调,舌红苔薄黄,脉弦数。

方解:方中当归、白芍、柴胡、茯苓、白术、炙甘草取逍遥散之意,疏肝解郁、健脾养血;丹皮泻血中伏火,栀子泻三焦郁火,导热下行,兼利水道,二药皆入营血。诸药合用,共奏疏肝健脾,养血清热之功效。

(6)天王补心丹(《摄生秘剖》)

组成:生地120克,五味子、人参、玄参、丹参、白茯苓、远志、桔梗、朱砂各15

克,当归、天冬、麦冬、柏子仁、酸枣仁各 60 克。

用法:上药为末,炼蜜为丸,如梧桐子大,朱砂为衣,每次 9 克,空腹温开水或龙眼肉煎汤送服。

功效:滋阴养血,补心安神。

主治:阴虚血少,心烦失眠,心悸神疲,健忘梦遗,口舌生疮,大便干燥,舌红少苔,脉细而数。

方解:方中重用生地,一滋肾水以补阴,水盛则能制火,一入血分以养血,血不燥则津自润,是为主药;玄参、天冬、麦冬甘寒滋润以清虚火,丹参、当归有补血养血之功,以上皆为滋阴养血而设;人参、茯苓益气宁心,柏子仁、酸枣仁、远志、朱砂为补益心脾,安神益志之专药,五味子敛气生津以防心气耗散,以上皆为补心气,宁心神而设,更用桔梗取其载药上行之意。诸药配合,一补阴血不足之本,一治虚烦少寐之标,标本并图,共成滋阴养血,补心安神之剂。

(7)柏子养心丸(《体仁汇编》)

组成:柏子仁 120 克,枸杞子 90 克,麦冬、当归、石菖蒲、茯神各 30 克,玄参、熟地各 60 克,甘草 15 克。

用法:上药为末,炼蜜为丸,如梧桐子大,每次 9 克,温开水送服。亦可作汤剂,每日 1 剂,水煎服,用量按原方比例酌减。

功效:养心安神,补肾滋阴。

主治:营血不足,心肾失调所致的精神恍惚,怔忡惊悸,夜寐多梦,健忘,盗汗。

方解:方中重用柏子仁养心安神,为主药;枸杞子、当归、熟地补血,玄参、麦冬养阴,石菖蒲、茯神安神宁志,共为辅佐药;甘草调和诸药为使药。上药合用,共奏滋阴补血,养心安神之功效。

(8)黄连阿胶汤(《伤寒论》)

组成:黄连 12 克,黄芩、白芍各 6 克,阿胶 9 克,鸡子黄 2 枚。

用法:每日1剂,先煎前三味药,取汁,阿胶烊化入内,待稍冷,再入鸡子黄搅匀,分2次温服。

功效:养阴清热,除烦安神。

主治:阴虚火旺,心烦失眠,舌质红苔黄燥,脉细数。

方解:方中黄连、黄芩泻心火之有余;白芍、阿胶补阴血之不足;鸡子黄滋肾阴,养心血而安神。诸药合用,使水不亏火不炽,则心烦失眠诸症状自除。

(9)甘麦大枣汤(《金匮要略》)

组成:甘草9克,小麦15克,大枣10枚。

用法:每日1剂,水煎服。

功效:养心安神,和中缓急。

主治:脏躁,精神恍惚,时时悲伤欲哭,不能自主,心中烦乱,睡眠欠佳,甚至言行失常,喜怒不节,呵欠频作,舌红少苔,脉细而数。

方解:方中甘草缓急和中,养心以缓急迫为主;辅以小麦微寒以养心宁神;大枣补益脾气,缓肝急并治心虚。三味甘药配伍,具有甘缓滋补,柔肝缓急,宁心安神之功效。

(10)桂枝甘草龙骨牡蛎汤(《伤寒论》)

组成:桂枝、炙甘草各9克,龙骨、牡蛎各30克。

用法:每日1剂,水煎服。

功效:温通心阳,镇惊安神,止汗。

主治:心阳内伤,冲气上逆,烦躁不安,心悸怔忡,失眠,汗出肢冷,舌质淡,脉弱或结代。

方解:方中桂枝、炙甘草温通心阳,龙骨、牡蛎重以镇怯,涩以敛汗。四药相配,成为复阳安神,培本固脱之剂。

八、中医通常将失眠分为几种证型？

咨询:我今年 41 岁,患失眠已经近 1 年,服了好多西药,疗效都不太好,听说中医辨证分型治疗效果较好,我想了解一下失眠的分型情况,请问**中医通常将失眠分为几种证型?**

解答:您问的这个问题有很多失眠患者都已问过,中医的特色就是整体观念和辨证论治,中医治疗失眠是根据不同患者的不同病情,也就是不同的分型来辨证治疗的,的确很有效。

根据失眠发病机制和临床表现的不同,中医通常将其分为心肝火旺型、脾胃不和型、心肾不交型、肝郁化火型、痰热内扰型、阴虚火旺型、心脾两虚型、心胆气虚型 8 种证型,下面是其临床表现:

(1)心肝火旺型:主要表现为烦躁不宁,入眠困难,少睡即醒,甚至彻夜不眠,头晕头痛,口干口苦,舌红苔黄,脉弦数。

(2)脾胃不和型:主要表现为脘腹胀满,嗳气不舒,食欲不佳,睡眠不安,形体消瘦,便秘或便溏,舌苔白腻,脉弦滑。

(3)心肾不交型:主要表现为心悸善惊,多梦易醒,夜寐不安,腰酸腿软,五心烦热,盗汗口干,面颊潮红,舌红苔少,脉细数。

(4)肝郁化火型:主要表现为心烦不能入睡,烦躁易怒,胸闷胁痛,头痛面红,目赤口苦,便秘尿黄,舌红苔黄,脉弦数。

(5)痰热内扰型:主要表现为睡眠不安,心烦懊丧,胸闷脘痞,口苦痰多,头晕目眩,舌红苔黄腻,脉滑或滑数。

(6)阴虚火旺型:主要表现为心烦不寐,或时寐时醒,手足心热,头晕耳鸣,心悸健忘,面部潮红,口干少津,舌红苔少,脉细数。

(7)心脾两虚型:主要表现为多梦易醒,或朦胧不实,心悸健忘,头晕目眩,神疲乏力,面色少华,饮食无味,舌淡苔薄,脉细弱。

（8）心胆气虚型：主要表现为夜寐多梦易惊，虚烦不得眠，心虚胆怯，遇事善惊，舌淡苔薄，脉弦细。

九、怎样区分失眠的实证与虚证？

咨询：我是失眠患者，准备服用中药调治，听说中医通常将失眠分为实证和虚证两大类，其治疗原则是截然不同的，我想了解一下，请您给我介绍一下**怎样区分失眠的实证与虚证？**

解答：正像您所说的那样，中医通常将失眠分为实证和虚证两大类，其治疗原则是截然不同的。实证多因肝郁化火、食滞痰浊、胃腑不和，其治疗宜以泻其有余，消导和中，清火化痰为基本原则；虚证多属阴血不足，责在心脾肝肾，其治疗当以补其不足、益气养血、滋补肝肾为基本原则。当然，也有虚实相夹并见者，其治疗应补泻兼顾。为了确立正确的治疗原则，恰当选方用药，治疗失眠首先当区分其属实证还是属虚证，下面给您介绍一下区分失眠实证与虚证的方法，供您参考。

要区分失眠是实证还是虚证，首先要从发病原因上分，实证之失眠的发病原因多为情志所伤、肝郁化火，或饮食不节、损伤脾胃，致使宿食内停，酿成痰热、胃气不和、痰热上扰、心神不安、神不归舍，其病程相对较短；虚证之失眠多由长期劳倦、思虑太过、伤及心脾，以及心胆素虚、决断无权、遇事易惊，或为素体阴虚，阴血不能养心、心神不宁所致，其病程相对较长。从临床表现上来看，实证之失眠可见病人性情急躁易怒、不思饮食、目赤口苦、小便黄赤、痰多心烦、嗳气吞酸、胸闷、恶心厌食、舌质红、苔黄腻等；虚证之失眠可见心悸健忘、多梦易醒、精神萎靡、肢体困倦、面色少华、五心烦热、自汗盗汗、舌质淡、脉沉细等。需要说明的是，失眠实证与虚证虽说有许多不同之处，但临床上由于失眠的病程多较长，往往是虚实并见的，因此在辨证区分时要从病人的症状、病因、病机等方面多层次分析，才能区分清楚。

十、失眠应该如何选方用药？

咨询:我是失眠患者,昨天找镇医院的中医咨询,说我属心脾两虚型失眠,可用归脾汤加减调治,听说失眠的证型很多,选方用药是不一样的,请您告诉我**失眠应该如何选方用药?**

解答:辨证论治是中医的特色和优势,什么样的证型要用什么药,医生说您是心脾两虚型失眠,这只是失眠诸多证型中的一个证型。中医通常将失眠分为心肝火旺型、脾胃不和型、心肾不交型、肝郁化火型、痰热内扰型、阴虚火旺型、心脾两虚型、心胆气虚型8种基本证型进行辨证治疗,其选方用药确实是各不一样的,下面做简要介绍,供您参考。

心肝火旺型失眠的治疗应以清肝泻火为原则,方选龙胆泻肝汤加减。基本用药有柴胡、龙胆草、车前子各12克,泽泻、生地、栀子各9克,当归6克,木通、甘草各3克,并注意随症加减。其用法为每日1剂,水煎取汁,分早晚2次服。

脾胃不和型失眠的治疗应以健脾和胃调中为原则,方选保和丸加减。基本用药有白术、茯苓、山楂各15克,陈皮、半夏、建曲、莱菔子各12克,连翘20克,木香、砂仁、甘草各6克,并注意随症加减。其用法为每日1剂,水煎取汁,分早晚2次服。

心肾不交型失眠的治疗应以交通心肾为原则,方选黄连阿胶汤合交泰丸加减。基本用药有黄连、黄芩、生地、白芍各12克,阿胶(烊化)、丹皮、柏子仁各10克,肉桂、甘草各6克,并注意随症加减。其用法为每日1剂,水煎取汁,分早晚2次服。

肝郁化火型失眠的治疗应以疏肝解郁,清热养心安神为原则,方选丹栀逍遥散加减。基本用药有白术、茯苓、丹皮、栀子、生地、麦芽各12克,白芍、当归、柴胡各10克,酸枣仁18克,甘草6克,并注意随症加减。其用法为每日1剂,水煎取汁,分早晚2次服。

痰热内扰型失眠的治疗应以清热化痰，宁心安神为原则，方选清火涤痰汤加减。基本用药有麦冬、柏子仁、丹参各 15 克，茯神 12 克，僵蚕、陈皮、建曲各 10 克，贝母 9 克，胆南星、竹沥、黄连、甘草各 6 克，并注意随症加减。其用法为每日 1 剂，水煎取汁，分早晚 2 次服。

阴虚火旺型失眠的治疗应以滋阴降火，清心安神为原则，方选天王补心丹加减。基本用药有酸枣仁、白芍各 15 克，丹参、玄参、当归、麦冬、茯苓各 12 克，生地、远志、桔梗、阿胶(烊化)、五味子各 9 克，黄连、甘草各 6 克，并注意随症加减。其用法为每日 1 剂，水煎取汁，分早晚 2 次服。

心脾两虚型失眠的治疗应以补益心脾，养血安神为原则，方选归脾汤加减。基本用药有黄芪、党参、酸枣仁各 18 克，茯神、白术、远志各 15 克，当归、龙眼肉各 12 克，陈皮、五味子各 10 克，甘草 6 克，并注意随症加减。用法为每日 1 剂，水煎取汁，分早晚 2 次服。

心胆气虚型失眠的治疗应以益气镇惊，安神定志为原则，方选安神定志丸加减。基本用药有人参、茯神、知母各 12 克，龙齿、酸枣仁、牡蛎各 18 克，川芎、远志、石菖蒲各 9 克，甘草 3 克，并注意随症加减。其用法为每日 1 剂，水煎取汁，分早晚 2 次服。

十一、妇女更年期失眠应该如何选方用药？

咨询：我今年 48 岁，患失眠已数年，先后就诊于多家医院，都说是更年期失眠，用过好多西药效果并不好，听说用中药调治效果不错，请问**妇女更年期失眠应该如何选方用药**？

解答：妇女更年期失眠在临床中十分常见，单纯应用西药镇静安神效果确实并不太好，相比之下中医辨证治疗常可取得较为满意的疗效。根据妇女更年期失眠临床表现和发病机制的不同，中医通常将其分为阴虚阳亢型、气滞血瘀型和痰湿内阻型 3 种基本证型进行辨证治疗，下面简要介绍其选方用药。

(1)阴虚阳亢型:主要表现为失眠多梦、耳鸣健忘、潮热盗汗、心烦易怒、舌质红少苔、脉弦细数。其治疗应以滋阴潜阳、镇静安神为原则,方选更年安汤加减。基本用药有生地、熟地、磁石、珍珠母、夜交藤各 30 克,何首乌、茯苓各 15克,泽泻、丹皮、玄参、麦冬、五味子、山萸肉、山药、木瓜各 10 克,甘草 6 克,并注意随症加减。其用法为每日 1 剂,水煎取汁,分早晚 2 次服。

(2)气滞血瘀型:主要表现为心悸失眠,噩梦,心中烦热,胸胁胀痛或周身刺痛,脉弦或涩,舌发绀或舌尖有瘀点、瘀斑,舌下静脉怒张。其治疗应以活血化瘀,除烦安神为原则,方选血府逐瘀汤加减。基本用药有当归、红花、枳壳各10 克,川芎、桔梗、赤芍、柴胡各 6 克,生地、牛膝各 9 克,桃仁 12 克,琥珀 3 克,甘草 6 克,并注意随症加减。其用法为每日 1 剂,水煎取汁,分早晚 2 次服。

(3)痰湿内阻型:主要表现为虚烦不眠,惊悸多梦,坐卧不安,头晕,头沉如裹,脉缓沉迟,舌质淡,体胖大,苔厚腻。其治疗应以祛湿化痰,健脾和胃,佐以安神为原则,方选温胆汤加减。基本用药有陈皮、半夏、竹茹、枳壳、厚朴、淫羊藿、远志、柏子仁各 10 克,茯苓、合欢皮各 15 克,炙甘草 6 克,并注意随症加减。其用法为每日 1 剂,水煎取汁,分早晚 2 次服。

十二、如何选用单方验方治疗失眠?

咨询:我是失眠患者,我知道中医治疗失眠手段多、不良反应少,听说单方验方治疗失眠有较好的疗效,我想试一试,但不知如何选用单方验方,请问**如何选用单方验方治疗失眠?**

解答:确实像您所说的那样,中医治疗失眠有众多的手段,并且疗效肯定,不良反应少,单方验方治疗只是诸多治疗方法中的一种。

单方是指药味不多,取材便利,对某些病证具有独特疗效的方剂。单方治病在民间源远流长,享有盛誉,"单方治大病"之说几乎有口皆碑,深入人心,在长期的实践中,人们总结了众多的行之有效的治疗失眠的单方,采用单方治疗失眠,方法简单易行,经济实惠,深受广大患者的欢迎。

验方是经验效方的简称。千方易得,一效难求,古今多少名医,毕其一生精力,在探求疾病的治疗中,反复尝试,反复验证,创造了一个个效验良方,此即验方。验方是医务界的同道在继承总结前人经验的基础上,融汇新知,不断创新,总结出的行之有效的经验新方。不断发掘整理名医专家治疗失眠的经验效方,对于指导临床实践,提高治疗失眠的临床疗效,无疑有举足轻重的作用。

单方验方治疗失眠效果虽好,也只是中医调治失眠诸多方法中的一种,若能与饮食调理、运动锻炼、起居调摄等调养方法相互配合,采取综合性的治疗措施,其临床疗效可大为提高。需要说明的是,用于治疗失眠的单方验方较多,它们各有其适用范围,由于患者个体差异和病情轻重不一,加之部分方剂还含有毒性药物,因此在应用单方验方时,一定要在有经验医师的指导下进行,做到根据病情辨病辨证选方用方,依单方验方的功效和适应证仔细分析、灵活运用,并注意随病情的变化及时调整用药,切忌生搬硬套。

十三、治疗失眠常用的单方有哪些?

咨询:我今年 50 岁,患失眠已很长一段时间,现在每天晚上需服用安定才能睡 3~4 个小时,听说单方治疗失眠有一定效果,请您介绍一下**治疗失眠常用的单方有哪些?**以便选用。

解答:人们常说"单方治大病",若应用得当,单方治疗失眠确实能收到较好的疗效。在长期的实践中,人们总结了众多行之有效的治疗失眠的单方,下面选取几则常用者,从处方、用法、主治三方面予以介绍,供您参考。

处方一

处方:龙骨 25 克,酸枣仁、远志各 15 克。

用法:每日 1 剂,水煎服。

主治:神经衰弱失眠。

处方二

处方:小麦、甘草各 20 克,五味子 10 克,大枣 3 枚。

用法:每日 1 剂,水煎服。

主治:失眠多梦,心悸健忘。

处方三

处方:酸枣仁粉 1.5～3 克,夜交藤、鸡血藤各 15～30 克。

用法:每日 1 剂,将夜交藤、鸡血藤水煎取汁,晚上睡前送服酸枣仁粉。

主治:心烦失眠,心悸健忘。

处方四

处方:玄参、枸杞子各 12 克,炙甘草 6 克。

用法:每日 1 剂,水煎服。

主治:心肾不交之心烦失眠。

处方五

处方:夜交藤、生地各 10 克,麦冬 6 克。

用法:每日 1 剂,水煎取汁,晚上睡前服。

主治:阴虚火旺所致心烦失眠。

处方六

处方:小麦 60 克,炙甘草 18 克,大枣 15 枚。

用法:每日 1 剂,水煎服。

主治:神经衰弱、妇女脏躁之烦躁不宁,失眠健忘,盗汗。

处方七

处方:远志 60 克。

用法:将远志研为细末,每次 3 克,每日 2 次,早晚用温开水送服。

主治:神经衰弱,失眠多梦,健忘心悸。

处方八

处方：石菖蒲、合欢皮、首乌藤各等份。

用法：将上药水煎 3 次，滤渣取汁，之后将药汁浓缩成膏，贮存于瓶中备用。每次 6 克，每日 3 次，温开水送服。

主治：肝阴不足、阴虚火旺之失眠。

处方九

处方：酸枣仁 10 克，远志 6 克，麦冬 9 克。

用法：每日 1 剂，水煎取汁，晚上睡前服。

主治：虚烦失眠。

处方十

处方：丹参 15 克，五味子 6 克，远志 3 克。

用法：每日 1 剂，水煎取汁，晚上睡前服。

主治：心血亏虚之心悸失眠。

十四、治疗失眠常用的验方有哪些？

咨询：我今年 37 岁，是失眠患者，我不想服用西药，因为西药不良反应太多，听说中医有很多治疗失眠的验方效果不错，我想试一试，请您告诉我**治疗失眠常用的验方有哪些？**

解答：用于治疗失眠的验方确实很多，如果恰当应用效果也不错，需要注意的是每个验方都有其适用范围，选用验方一定要由有经验的医师做指导，切不可自作主张生搬硬套地选用，以免引发不良事件。下面介绍几则治疗失眠的验方，您可咨询一下当地医生，看是否可以选用。

（1）化瘀定志汤

药物组成：桃仁、郁金、生地、红花各 9 克，柴胡 10 克，白芍 12 克，当归、牛膝各 15 克，合欢皮 25 克，枳壳、甘草各 6 克。兼痰热者加黄连 6 克，半夏 9 克；肝郁化火者加栀子、龙胆草各 10 克；阴虚者加龟甲 10 克；气虚者加太子参 18

克;心神不宁者加柏子仁、酸枣仁各 15 克,夜交藤 30 克;伴头痛、头晕者加枸杞子 10 克,蔓荆子 18 克;健忘者加五味子 12 克,酸枣仁 15 克;体虚乏力者加黄芪 15 克,补骨脂 9 克。

应用方法:每日 1 剂,水煎取汁,分早晚 2 次服。

功能主治:疏肝解郁,活血化瘀,养心安神。用于治疗顽固性失眠。

(2)二仁二子汤

药物组成:炒酸枣仁 20 克,柏子仁、五味子、生姜(切片)各 10 克,川芎、当归、枸杞子、石菖蒲各 15 克,夜交藤、龙骨(先煎)、生牡蛎(先煎)各 30 克。伴头晕头痛者加天麻、钩藤;心烦者加黄连、栀子;急躁易怒者去柏子仁、五味子,加龙胆草、石决明;五心烦热、盗汗者加熟地、龟甲;气虚乏力者加人参、黄芪;热痰者去柏子仁、五味子、枸杞子,加胆南星、竹茹;舌质瘀斑瘀点者加桃仁、红花。

应用方法:每日 1 剂,水煎取汁,分 4 次(早、中、晚及临睡前)服,10 日为 1 个疗程。

功能主治:滋阴补血,潜阳安神。用于治疗顽固性失眠。

(3)交通心肾方

药物组成:枸杞子、生地各 15 克,川黄连 9 克,当归、山茱萸、栀子、茯神、远志各 12 克,炒酸枣仁 30 克,肉桂 3 克。怔忡惊悸、自汗盗汗者加龙骨、牡蛎、浮小麦各 30 克;神疲健忘者加党参、黄芪各 15 克,桂圆肉 9 克;口干口苦、头晕目眩、烦躁不安者加菊花、女贞子、墨旱莲各 15 克,龙齿、白芍各 12 克;舌红少苔或无苔者加石斛、沙参各 12 克;心悸胸闷、舌苔黄腻者加瓜蒌 12 克,川贝母、枇杷叶各 10 克;心悸胸痛者加赤芍、桃仁、红花各 10 克。

应用方法:每日 1 剂,水煎取汁,分早晚 2 次服。

功能主治:滋阴泻火,交通心肾,安神定志。用于治疗顽固性失眠。

(4)活血安神汤

药物组成:当归、川芎、生地、丹皮、枳壳、郁金、桃仁、红花各 10 克,丹参 20

克,桔梗、柴胡各 9 克,赤芍 12 克,夜交藤 30 克。心悸怔忡者加朱茯苓 12 克,柏子仁 10 克;心烦易怒者加川黄连、合欢花各 10 克;头重目眩者加半夏、夏枯草各 10 克。

应用方法:每日 1 剂,水煎取汁,分早晚 2 次服。

功能主治:活血调气,祛瘀安神。用于治疗顽固性失眠。

(5)疏肝宁神汤

药物组成:柴胡 12 克,酸枣仁、茯苓、郁金、白芍、合欢皮各 15 克,夜交藤 30 克,甘草 5 克。惊悸不安者加磁石 30 克;肝郁化火者加栀子 15 克;痰热内扰、痰多胸闷者加法半夏 12 克;日久致瘀血内阻者加丹参等。

应用方法:每日 1 剂,水煎取汁,分早晚 2 次服,7 日为 1 个疗程,连续治疗 3 个疗程。

功能主治:疏肝解郁,宁心安神。用于治疗失眠。

(6)疏肝安寐汤

药物组成:柴胡 10 克,郁金 20 克,枳实 15 克,夏枯草、生龙骨、生牡蛎、酸枣仁、丹参、萱草花、法半夏各 30 克,甘松 12 克,附子 3 克,珍珠母、夜交藤各 40 克。头昏头痛者加葛根、菊花、石决明;纳少者加白术、茯苓、焦三仙;心悸怔忡者加远志、五味子、茯神;口干者加麦冬、花粉、石斛;多梦易惊者加百合、生地、磁石;烦躁欲哭者加甘麦大枣汤;胁肋不适者加川楝子、香附。

应用方法:2 日 1 剂,水煎取汁,分早晚 2 次服。

功能主治:疏肝养血,安神定志。用于治疗失眠。

(7)安神化瘀汤

药物组成:生龙骨(先煎)、生牡蛎(先煎)、炒酸枣仁、合欢皮、夜交藤、牛膝各 30 克,远志、当归、白芍、丹参各 15 克,红花、川芎各 10 克,生地 20 克,柴胡、枳壳、黄连各 6 克,琥珀(分冲)1.5 克。肝胆实火加龙胆草、栀子、黄芩;气虚加太子参;阴虚加龟甲、麦冬;心悸加麦冬、五味子;脾虚加白术、茯苓、山药。

应用方法:每日 1 剂,水煎取汁,分早晚 2 次服,15 日为 1 个疗程,治疗 2 个疗程。

功能主治:活血化瘀,清热除烦,养血宁心,镇静安神。用于治疗顽固性失眠。

(8)调肝理脾汤

药物组成:珍珠母、生地、何首乌、夜交藤各 30 克,醋柴胡、白芍、朱茯苓、当归、炙甘草、郁金、酸枣仁、焦白术各 12 克,黄连 6 克,朱麦冬 9 克,合欢皮 15 克,琥珀粉 3 克。

应用方法:每日 1 剂,水煎取汁,午后及晚上睡前服,同时配合心理疗法,28 日为 1 个疗程。

功能主治:调肝理脾,清热除烦,养心安神。用于治疗女性围绝经期失眠。

(9)安神利眠汤

药物组成:炒酸枣仁、夜交藤各 30 克,柏子仁、茯苓、茯神各 15 克,合欢皮 20 克,石菖蒲、远志、柴胡、制香附各 10 克,甘草 6 克。伴有烦躁者加丹皮、焦山栀各 9 克;通宵不眠者加龙齿(先煎)、珍珠母(先煎)各 15 克。

应用方法:每日 1 剂,水煎取汁,分 2 次,于中午饭后半小时及晚上临睡前服,1 个月为 1 个疗程,连续服用 3 个疗程。

功能主治:疏肝解郁,养脑宁心,镇静安神。用于治疗失眠。

(10)百合酸枣仁汤

药物组成:百合、酸枣仁各 30 克,当归、五味子、知母各 9 克,川芎、麦冬、炙甘草、远志各 6 克,灯心草 1 克,茯苓 24 克,琥珀粉(分吞)3 克,大枣 12 克,黄连 2 克。

应用方法:每日 1 剂,水煎取汁,分早晚 2 次服。

功能主治:调肝滋肾,健脾养心,清心除烦。用于治疗单纯性失眠。

十五、怎样根据失眠的发病原因制订治则和方药？

咨询：我今年 42 岁，是失眠患者，想用中药治疗，听说失眠的发病原因不同，其治疗原则和选方用药是不一样的，请您给我讲一讲**怎样根据失眠的发病原因制订治则和方药？**

解答：失眠的发生常有一定的内在因素，根据失眠的诱发因素确立相应的治则和方药，其方法简单易行，疗效可靠。当然，由于失眠的发病情况复杂，临证时还需仔细揣摩，做到四诊合参，详加辨证，才能避免误诊误治。下面简要介绍怎样根据失眠的发病原因制订治则和方药，供您参考。

（1）平素性格不够开朗，情绪抑郁，多疑多虑而失眠者，多为肝郁不舒，魂不守舍所致。其治疗宜以疏肝解郁为原则，方选柴胡疏肝散加减。药用柴胡、郁金、香附、延胡索、青皮、枳壳、苏梗、乌药、川楝子各 10 克，炒酸枣仁、龙骨各 18 克，甘草 6 克。用法为每日 1 剂，水煎服。

（2）若屡屡遭受惊恐刺激而失眠者，多属胆气受伤，心胆气虚，决断无权，神不守舍所致。其治疗宜以镇惊安神定志为原则，方选温胆汤加减。药用茯苓、半夏、枳实、陈皮各 10 克，龙齿、酸枣仁、牡蛎各 15 克，川芎、远志、石菖蒲各 9 克，甘草 6 克。用法为每日 1 剂，水煎服。

（3）若劳心太过，思虑过度，渐而出现失眠者，多属心阴亏虚，心神失养所致。其治疗宜以养心安神为原则，方选天王补心丹加减。药用丹参 15 克，党参、当归、麦冬各 10 克，生地、玄参、炒酸枣仁、柏子仁、远志、茯苓各 12 克，五味子、桔梗各 9 克，甘草 6 克。用法为每日 1 剂，水煎服。

（4）若平素饮食失节，晚睡，食量不均，因饥饱太过而失眠者，多为胃气不和所致。其治疗宜以消食和胃为主，方用保和丸加减。药用神曲、山楂各 12 克，莱菔子、陈皮、白术、半夏、茯苓、连翘各 10 克，枳实 6 克，炒酸枣仁 15 克，甘草 6 克。用法为每日 1 剂，水煎服。

(5)若大病初愈以后,或长期慢性病患者出现失眠者,多因气血亏虚,心脾两虚,心神失养所致。其治疗宜以补气养血、健脾养心安神为原则,方选归脾汤加减。药用黄芪 15 克,党参、茯苓、白术、龙眼肉、远志、炒酸枣仁各 12 克,炙甘草 6 克,大枣 5 枚。用法为每日 1 剂,水煎服。

十六、如何正确煎煮中药汤剂?

咨询:我近来晚上睡觉总是失眠,想用中药调理一下,听说煎煮中药很有讲究,如果煎煮方法不正确,即使再好的中药也难以取得满意的疗效,我想知道<u>如何正确煎煮中药汤剂?</u>

解答:汤药是临床最常采用的中药剂型,正像您说的那样,煎煮汤药的方法直接影响药物的疗效。为了保证临床用药能获得预期的疗效,煎煮中药汤剂必须采用正确的方法。

(1)煎药器具的选择:煎煮中药最好选择砂锅、砂罐,因其不易与药物成分发生化学反应,并且导热均匀,传热较慢,保暖性能好,可慢慢提高温度,使药内有效成分充分释放到汤液中来。其次也可选用搪瓷制品。煎煮中药忌用铁、铜、铝等金属器具。

(2)煎药用水的选择:煎药用水必须无异味、洁净、澄清,含无机盐及杂质少,以免影响口味、引起中药成分的损失或变化。

(3)煎煮时加水多少:煎药用水量应根据药物的性质、病人的年龄及用途而定。加水量应为饮片吸水量、煎煮过程中蒸发量以及煎煮后所需药液量的总和。一般用水量为将饮片适当加压后,液面淹没过饮片约 2 厘米为宜。质地坚硬、黏稠或需要久煎的药物,加水量可比一般药物略多;质地疏松或有效成分容易挥发、煎煮时间较短的药物,则液面淹没药物即可。

(4)煎煮前如何浸泡:中药饮片煎前浸泡,既有利于有效成分的充分溶出,又可缩短煎煮时间。多数药物宜用冷水浸泡,一般药物可浸泡 20~30 分钟,以果实、种子为主的药可浸泡 1 小时左右。夏季气温较高时,浸泡的时间不宜过长,以免腐败变质。

(5)煎煮的火候和时间:煎煮中药的火候和时间应根据药物的性质和用途而定。煎一般药宜先武火后文火,即未沸前用大火,沸后用小火保持微沸状态。解表药及其他芳香性药物,一般用武火迅速煮沸,之后改用文火维持 10 ~ 15 分钟即可。有效成分不易煎出的矿物类、骨角类、贝壳类、甲壳类药及补益药,一般宜用文火久煎,通常是沸后再煎 20 ~ 30 分钟,以使有效成分充分溶出。第二煎则通常较第一煎缩短 5 ~ 10 分钟。

(6)如何榨渣取汁:汤剂煎成后应榨渣取汁,因为一般药物加水煎煮后都会吸附一定的药液,同时已经溶入药液的有效成分可能被药渣再吸附。如药渣不经压榨取汁就抛弃,会造成有效成分的损失。

(7)煎煮的次数:煎药时药物有效成分首先会溶解进入药材组织的水溶液中,然后再扩散到药材外部的水溶液中,到药材内外溶液的浓度达到平衡时,因渗透压平衡,有效成分就不再溶出了,这时只有将药液滤出,重新加水煎煮,有效成分才能继续溶出。为了充分利用药材,避免浪费,使药物有效成分充分溶出,每剂中药不可煎 1 次就弃掉,最好是煎两次或三次。

(8)入药方法:一般药物可以同时入煎,但部分药物因其性质、性能及临床用途的不同,所需煎煮的时间不同,所以煎煮中药汤剂还应讲究入药的方法,以保证药物应有的疗效。入药方法有先煎、后下、包煎、另煎、烊化及冲服等。

先煎:凡质地坚硬、在水里溶解度小的药物,如矿物类的磁石、寒水石,贝壳类的牡蛎、石决明等,应先入煎一段时间,再纳入其他药物同煎;川乌、附子等药,因其毒性经久煎可以降低,也应先煎,以确保用药安全。

后下:凡因其有效成分煎煮时容易挥发、扩散或破坏而不耐煎煮者,如发汗药薄荷、荆芥,芳香健胃药白蔻仁、茴香,以及大黄、番泻叶等宜后下,待他药煎煮将成时投入,煎沸几分钟即可。大黄、番泻叶等药有时甚至可以直接用开水冲泡服用。

包煎：凡药材质地过轻,煎煮时易飘浮在药液面上,或成糊状,不便于煎煮及服用者,如蒲黄、海金沙等,应用布包好入煎。药材较细,又含淀粉、黏液质较多的药,如车前子、葶苈子等,煎煮时容易粘锅、糊化、焦化,也应包煎。有些药材有毛,对咽喉有刺激性,如辛夷、旋覆花等,也要用纱布包裹入煎。

另煎：人参等贵重药物宜另煎,以免煎出的有效成分被其他药渣吸附,造成浪费。

烊化：有些药物,如阿胶、蜂蜜、饴糖等,容易黏附于其他药物的药渣中或锅底,既浪费药物,又容易焦煳,宜另行烊化后再与其他药汁兑服。

冲服：入水即化的药,如竹沥等汁性药物,宜用煎好的其他药液或开水冲服。价格昂贵的药物,不易溶于水及加热易挥发的药物,如牛黄、朱砂、琥珀等,也宜冲服。

通常情况下,医生在开出中药方的同时,会告诉您煎煮中药的方法,您只要照医生说的去做就可以了,在药房取中药煎剂时,中药师也会告诉您一些注意事项,这也是煎煮中药汤剂时应当特别注意的。总之,只要您记住医生的医嘱和中药师交代的注意事项,一般就能正确煎煮中药汤剂。

十七、如何选择治疗失眠的中成药？

咨询：我是失眠患者,正在服用中药汤剂,效果不错,可天天煎煮中药不方便,准备改用中成药,听说治疗失眠的中成药有很多,选用很有讲究,请问**如何选择治疗失眠的中成药?**

解答：用于治疗失眠的中成药的确有很多,它们各有不同的使用范围,临床上如何选择使用,直接关系到治疗效果,作为失眠患者,了解一些这方面的知识是很有必要的。

通常情况下,失眠患者应根据医生的医嘱选择使用中成药,在选用中成药前,首先要仔细阅读说明书,了解其功效和主治,之后根据具体的病情,有的放矢的使用。

(1)医生指导:虽然相对西药而言中成药的不良反应要少得多,但是由于中成药有其各自的功效、适应证,若药不对症,不仅无治疗作用,反而会加重病情,甚至引发不良反应,因此失眠患者在选用中成药时,一定要请教一下医生,在医生的指导下选用。

(2)阅读标签:但凡中成药,在其外包装上都有标签,有的还有说明书,不论是标签还是说明书,其上面都能提供该药的功效、适应证、用法用量、注意事项等,仔细阅读中成药上面的标签和说明书,对正确选用中成药大有好处。

(3)辨病选药:即选用针对治疗失眠这个病的药物,这些药物都是针对失眠而研制的,具有镇静安神、养心助眠之功效,一般无明显的寒热偏性,只要诊断明确即可依病选用。如对老年人失眠均可选用健脑冲剂、安神补心片、甜梦口服液、安神补脑液等治疗。

(4)辨证选药:即根据失眠发病机制和临床表现的不同,通过辨证分型,确立相应的治则,之后根据治疗原则选取中成药。如阴虚火旺型失眠可选用二至丸、天王补心丹,心脾两虚型失眠可选用归脾丸、眠安康口服液,心火亢盛之失眠可选用朱砂安神丸,心肾不交型失眠可选用交泰丸、磁朱丸等。

(5)综合选药:即综合考虑失眠患者的病情及临床表现来选择适宜的中成药。有时患者失眠较重,且临床表现复杂,可选用两种或两种以上的药物,通过多种途径给药,方能取得好的效果。比如老年人既有肝肾亏虚之情况,又出现心脾两虚之症状,治疗宜滋补肝肾与健脾养心并行,可选用六味地黄丸配合归脾丸,同时宜随病情的变化随时调整、更改用药。

十八、怎样保管治疗失眠的中成药?

咨询:我今年 52 岁,近段时间晚上总是休息不好,前天到医院就诊,医生建议服一段时间的中成药天王补心丹,并说购买的中成药要保管好,请问**怎样保管治疗失眠的中成药?**

解答:失眠是一种慢性病,一般用药时间较长,并且服用中成药治疗者居多,保管好中成药直接关系到用药的安全有效,所以也应给予重视。要保管好中成药,应注意以下几个方面:

(1)适当贮备中成药:慢性病患者家中多自备有药物,其中以中成药居多,需要注意的是家庭自备中成药不宜太多,太多不仅浪费金钱和药物,还容易变质失效,对于失眠患者来说,通常最多保存半月的用药量,用完再购买。

(2)妥善贮存中成药:中成药应放在适当的地方,避免日光直射、高温及潮湿,以干燥、通风、阴凉处为宜,并防备小儿误拿、误服。已经开启的瓶装中成药应注意按瓶签说明保管(如加盖、防潮等)。贮放中成药一定要有标签,写清药名、规格,切勿仅凭记忆无标签取放。

(3)防止中成药变质:防止中成药变质是正确贮存中成药的关键所在,为了防止中成药变质,瓶装中成药用多少取多少,以免污染。对瓶装液体中成药更应注意,只能倒出,不宜再往回倒,更不宜将瓶口直接往嘴里倒药。

(4)注意检查中成药:服用中成药前应检查药品,注意其有效期、失效期等,不能服用超过有效期或已失效的药物。当然,药品质量的好坏与保管有密切关系,保管不善,药品可能提前变质,所以在用前还须检查药品质量,若有发霉变质应妥善处理,不可再服。对药名、规格有疑问的药,切勿贸然使用,以免发生意外。

十九、治疗失眠常用的中成药有哪些?

咨询:我今年 28 岁,是失眠患者,我不想用西药,因为西药不良反应太多,而服用中药汤剂又太麻烦,准备用中成药调理一段时间,请您告诉我**治疗失眠常用的中成药有哪些?**

解答:的确像您说的那样,西药较中药有较多的不良反应,服用中药汤剂又太麻烦,相比之下,中成药具有组方严谨、疗效确切、便于携带、服用方便、不良反应少等特点,所以深受广大患者的欢迎。用于治疗失眠的中成药有很多,它们有不同的适用范围,下面选取几个临床较常用者,逐一给您介绍,但您要切记,如果要用的话,一定要在医生的指导下选用,以免引发不良事件。

(1)夜宁糖浆

药物组成:合欢皮、甘草、首乌藤、大枣、女贞子、蔗糖、浮小麦、灵芝。

功能主治:养心安神。用于治疗神经衰弱,头昏失眠,血虚多梦。

用法用量:每次40毫升,每日2次,口服。

注意事项:痰涎壅盛者不宜用,忌辛辣刺激性食物。

(2)养血安神片

药物组成:仙鹤草、旱莲草、生地、熟地、首乌藤、鸡血藤、合欢皮。

功能主治:滋阴养血,宁心安神。用于治疗阴虚血少所致之头晕心悸,失眠多梦,神疲健忘,腰酸乏力等。凡西医所指的神经衰弱、甲状腺功能亢进、贫血等证属心肾不交、阴血亏虚者,均可选用。

用法用量:每次5片(每片重0.25克),每日3次,温开水送服。

注意事项:脾虚便溏者忌服。

(3)甜梦口服液

药物组成:党参、刺五加、枸杞子、砂仁、泽泻、法半夏、黄芪、茯苓等。

功能主治:补肾健脑,养心安神。用于治疗失眠健忘,头晕耳鸣,视力和听力减退,食欲不振,腰膝酸软,心悸气短等。

用法用量:每次1～2支(每支10毫升,相当于原药材6.53克),每日2次,口服。

注意事项:实热内盛者不宜用。

(4)柏子养心丸

药物组成:柏子仁、人参、黄芪、当归、酸枣仁、远志、五味子。

功能主治:补气,养血,安神。用于治疗心血亏虚、心气不足所致之心悸怔忡,失眠多梦,气短自汗,精神倦怠,少气懒言,头晕目眩,健忘等。

用法用量:每次8~10粒(每8粒相当于原药材3克),每日3次,温开水送服。

注意事项:肝阳上亢者不宜用,忌辛辣刺激性食物。

(5)酸枣仁糖浆

药物组成:酸枣仁、知母、茯苓、川芎、甘草。

功能主治:清热泻火,养血安神。用于治疗虚烦不眠,心悸不宁,头目眩晕。

用法用量:每次15~20毫升,每日3次,口服。

注意事项:忌辛辣油腻食物。

(6)天王补心丹

药物组成:丹参、党参、当归、石菖蒲、茯苓、五味子、玄参、麦冬、天冬、生地、柏子仁、酸枣仁、远志、桔梗、甘草。

功能主治:滋阴清热,补心安神。用于治疗心阴不足之失眠多梦,心悸健忘,五心烦热,大便干结等。

用法用量:每次8粒(每8粒相当于原药材3克),每日3次,温开水送服。

注意事项:脾胃虚寒、湿热内蕴者忌用,忌辛辣、鱼腥、烟酒等。

(7)安神补脑液

药物组成:淫羊藿、何首乌、干姜、鹿茸、大枣、维生素 B_1、甘草。

功能主治:生精补髓,增强脑力,温阳滋阴,调理脏腑。用于治疗阴阳两虚型神经衰弱,记忆力减退,失眠多梦,神疲健忘,头晕头痛,形寒肢冷,腰酸乏力,精神萎靡等。

用法用量:每次1支(每支10毫升),每日2次,口服。

注意事项:心火、血瘀、痰热等其他证型之失眠不宜使用。

(8)舒神宁胶囊

药物组成:百合、丹参、郁金、香附、龙骨、人参、甘草、牡蛎、北合欢、五味子、首乌藤。

功能主治:疏肝理气,解郁安神。用于治疗神经衰弱、神经官能症、绝经期综合征。症见失眠多梦,头晕耳鸣,手足心热,心烦易怒,心神不宁等。

用法用量:每次3~6粒(每粒重0.3克),每日2~3次,口服。

注意事项:孕妇忌服。

(9)补肾益脑丸

药物组成:人参、鹿茸、茯苓、山药、当归、川芎、玄参、远志、朱砂、熟地、盐炒补骨脂、怀牛膝、枸杞子、五味子、炒酸枣仁、麦冬。

功能主治:滋肾生精,益气养血,健脑安神。用于治疗气血亏虚,肾虚精亏,心悸气短,失眠健忘,遗精盗汗,腰膝酸软,耳鸣耳聋等。

用法用量:每次1丸(每丸重9克),每日2次,空腹淡盐汤送服。

注意事项:感冒发热者不宜用。

(10)脑心舒口服液

药物组成:密环菌提取物、鲜蜂王浆、上等椴树蜜等。

功能主治:滋补强身,镇静安神。用于治疗身体虚弱,心神不宁,神经衰弱,失眠多梦,头痛眩晕等。

用法用量:每次1支(每支10毫升),每日2次,口服。

注意事项:痰涎壅盛者忌用。

二十、怎样根据辨证分型选用治疗失眠的中成药?

咨询:我近段时间时常失眠,自己购买脑力宝服用1周,一点效果也没有,咨询医生说是药不对证,应用中成药同样也需要辨证,请问**怎样根据辨证分型选**

用治疗失眠的中成药?

解答:辨证论治是中医的特色和优势,也是中医治疗疾病的主要方法,采用中成药治疗失眠也应和应用中药汤剂一样进行辨证论治,方能取得好的临床疗效。下面将怎样根据辨证分型选用治疗失眠的中成药给您简单介绍一下,供您参考。

需要说明的是,中医辨证是极为复杂的,只凭我下面给您简单介绍的很难做到辨证准确,用药得当,您想选用中成药的话,一定要在有经验的中医师的指导下恰当选择使用,方能取得好的效果。根据辨证分型选用治疗失眠的中成药,应依据失眠患者发病机制和临床表现的不同,通过辨证分型,确立相应的治则,之后根据治则选取中成药。

(1)心肝火旺型:主要表现为烦躁不宁,入眠困难,少睡即醒,甚至彻夜不眠,头晕头痛,口干口苦,舌红苔黄,脉弦数。治宜清肝泻火,可选用中成药龙胆泻肝丸、泻肝安神丸、磁朱丸等。

(2)脾胃不和型:主要表现为脘腹胀满,嗳气不舒,食欲不佳,睡眠不安,形体消瘦,便秘或便溏,舌苔白腻,脉弦滑。治宜健脾和胃调中,可选用中成药保和丸、越鞠保和丸、健胃消食片等。

(3)心肾不交型:主要表现为心悸善惊,多梦易醒,夜寐不安,腰酸腿软,五心烦热,盗汗口干,面颊潮红,舌红苔少,脉细数。治宜交通心肾,可选用中成药交泰丸、健脑灵片、健脑安神片等。

(4)肝郁化火型:主要表现为心烦不能入睡,烦躁易怒,胸闷胁痛,头痛面红,目赤口苦,便秘尿黄,舌红苔黄,脉弦数。治宜疏肝解郁,清热养心安神,可选用中成药丹栀逍遥丸、宁神灵冲剂、解郁安神颗粒等。

(5)痰热内扰型:主要表现为睡眠不安,心烦懊丧,胸闷脘痞,口苦痰多,头晕目眩,舌红苔黄腻,脉滑或滑数。治宜清热化痰,宁心安神,可选用中成药半夏天麻丸、清火涤痰丸、清热化痰宁心丸等。

（6）阴虚火旺型：主要表现为心烦不寐，或时寐时醒，手足心热，头晕耳鸣，心悸健忘，面部潮红，口干少津，舌红苔少，脉细数。治宜滋阴降火，清心安神，可选用中成药天王补心丹、知柏地黄丸、滋水清肝丸等。

（7）心脾两虚型：主要表现为多梦易醒或朦胧不实，心悸健忘，头晕目眩，神疲乏力，面色少华，饮食无味，舌淡苔薄，脉细弱。治宜补益心脾，养血安神，可选用中成药归脾汤丸、柏子养心丸、灵芝益寿胶囊等。

（8）心胆气虚型：主要表现为夜寐多梦易惊，虚烦不得眠，心虚胆怯，遇事善惊，舌淡苔薄，脉弦细。治宜益气镇惊，安神定志，可选用中成药安神定志丸、朱砂安神丸、定心丸等。

二十一、怎样用朱砂安神丸治疗失眠？

咨询：我近段时间晚上睡觉总是失眠，昨天到医院就诊，医生让我服用朱砂安神丸，听说朱砂安神丸是治疗失眠的良药，但也不宜多服、久服，请问**怎样用朱砂安神丸治疗失眠？**

解答：正像您听说的那样，朱砂安神丸确实是治疗失眠的良药，但也不宜多服、久服。朱砂安神丸出自金元时期著名医家李东垣所著的《内外伤辨惑论》，是著名的养血镇静安神方剂，也是人们治疗失眠、改善睡眠质量最常用的传统中成药之一。

朱砂安神丸的药物组成为朱砂、黄连、生地、当归、炙甘草。方中以朱砂重镇安神，清心泻火，为主药；黄连清心泻火除烦，为辅药；生地滋阴清热，当归补养心血，共为佐药；使以甘草和中，调和药性，以防黄连之苦寒、朱砂之质重碍胃。诸药配合，标本兼治，清中有养，使心火得清，阴血得充，心神得养，共奏重镇安神，清心泻火，滋阴养血之功效，使神志安定，是以"安神"名之。现代药理研究表明，朱砂安神丸能抗心律失常，明显缩短清醒期，延长慢波睡眠I期及总睡眠时间，同时加快入睡过程，对失眠者疗效明显。

朱砂安神丸具有清心养血,镇惊安神之功效,适用于治疗心火亢盛、热伤阴血所致的心烦失眠,多梦易惊,心悸怔忡,胸中烦热,精神恍惚等。朱砂安神丸为水蜜丸,每丸重6克,其用法为每次1丸,每日1~2次,温开水送服,或遵医嘱。应当注意的是服药期间忌食辛辣、油腻食物,孕妇忌服,心气不足、脾胃虚弱者忌服。本品含有朱砂,朱砂有毒,不宜多服、久服,以防引起汞中毒。同时不宜与碘、溴化物并用,以防发生毒副作用。

二十二、调治失眠常用的药枕有哪些?

咨询:我今年31岁,患失眠已经很长一段时间了,昨天从电视上看到药枕制作简单,能调治失眠,我想自己制一个药枕试用一段时间,请您告诉我**调治失眠常用的药枕有哪些?**

解答:药枕确实能调治失眠,您想自己制一个药枕试用一段时间的想法是可取的,不过应注意制作的药枕大小和厚度要合适,选用的装填物要对症,最好在有经验医生或保健专家的指导下进行。下面选取几个调治失眠常用的药枕,从原料、制作、功效、适应证几方面予以介绍,供您参考。

(1)益神枕

原料:绿豆叶、橘叶、龙胆草、桑叶、地骨皮、菊花、草决明各150克。

制作:将上述药物分别晒干或烘干,粉为粗末,混匀后用纱布包裹缝好,装入枕芯,制成药枕。

功效:清肝泻热,养阴安神。

适应证:肝郁化火型、阴虚火旺型失眠。

(2)蚕砂药枕

原料:蚕砂适量。

制作:将蚕砂清理干净,研为粗末,装入枕芯,外用枕套,制成蚕砂药枕。

功效:安神助眠。

适应证:各种失眠。

(3)花草麦皮枕

原料:金银花、白菊花、玫瑰花、夏枯草、龙胆草、合欢皮、陈皮、连翘、木香、甘草各30克,荞麦皮2000克。

制作:将上述药物烘干,共研为碎末,用双层纱布制成的扁平小袋包装,置于荞麦皮枕芯中,制成药枕。

功效:清热解毒,宽胸理气,镇静安神。

适应证:失眠。

(4)当归黑豆枕

原料:当归750克,黑豆1000克。

制作:将当归晒干,粉为粗末,与干黑豆充分混合,用纱布包裹缝好,装入枕芯,制成药枕。

功效:补肾益精,补血活血,养心安神。

适应证:心脾两虚型、心胆气虚型失眠。

(5)杞子芝麻枕

原料:枸杞子750克,芝麻500克。

制作:将枸杞子、芝麻分别晒干,混匀后装入布袋中,装入枕芯,制成杞子芝麻枕。

功效:滋补肝肾,养血安神。

适应证:各种失眠,对中医辨证属肝肾阴虚型、心脾两虚型、心肾不交型者尤为适宜。

(6)决明清肝枕

原料:决明子、菊花各1000克。

制作:将决明子、菊花分别晒干或烘干,混匀后用纱布包裹缝好,装入枕芯,制成药枕。

功效:清肝泻火,养心安神。

适应证:阴虚火旺型失眠。

(7)安神宁志药枕

原料:柏子仁、吴茱萸、薄荷、橘皮、白芷、白术、附片、川芎、藁本、益智仁、防风、夜交藤、合欢皮、白菊花、淡竹叶、艾叶、远志各30克。

制作:将上述药物分别晒干,研成碎末,混匀后用纱布包裹缝好,装入枕芯,制成药枕。

功效:健脾养心,镇静安神。

适应证:心胆气虚型、心脾两虚型失眠。

(8)黄连丹皮龙骨枕

原料:黄连、丹皮、龙骨、磁石各500克,生地、肉桂各300克,细辛15克。

制作:将上述药物一起烘干,研为粗末,混匀后用纱布包裹缝好,装入枕芯,制成药枕。

功效:交通心肾,安神定志。

适应证:心肾不交所致的心烦不寐,头晕健忘,腰酸腿软,五心烦热等。

(9)菖蒲合欢侧柏枕

原料:石菖蒲、合欢皮各500克,侧柏叶400克。

制作:将上药一同烘干,共研为粗末,用纱布包裹缝好,装入枕芯,制成药枕。

功效:清热化痰,理中安神。

适应证:痰热内扰所致的多梦易醒,难以入寐,头重头昏,痰多胸闷,心烦口苦等。

(10)补骨菟丝枸杞枕

原料:补骨脂、菟丝子、肉桂、肉苁蓉、熟地各250克,当归、川芎、枸杞子、女贞子、茴香各150克。

制作:将上药分别晒干,研为粗末,混匀后用纱布包裹缝好,装入枕芯,制成药枕。

功效:补肾益精,宁心助眠。

适应证:肾虚失眠,对老年患者尤为适宜。

二十三、应用药枕调治失眠应注意什么?

咨询:我近段时间晚上睡觉总是失眠,服安神补心片也不见好转,昨天我们单位的李师傅给弄了个药枕配方,让我制一个药枕调理一下,我想知道**应用药枕调治失眠应注意什么?**

解答:采用药枕调治失眠确实有一定的疗效,您可以自制个药枕枕用一段时间试一试。为了使药枕能达到应有的治疗保健效果,避免不良反应发生,在应用药枕调治失眠时,除应注意药物的选择及加工处理、药枕的制作方法外,还应做到正确地使用药枕。

(1)辨证选用药枕:不同的药枕有不同的使用范围,要根据中医辨证结果正确选择药枕,不能不加分析地乱用。虽然枕疗法无特殊禁忌证,无明显不良反应,老少皆宜,但若使用不当,不仅难以达到应有的疗效,还会给身体造成不适,因此应在医生的指导下正确使用药枕。对药物过敏者禁用药枕疗法,孕妇禁用辛香、活血、通络之药物。

(2)注意枕用时间:应注意药枕的枕用时间应适当,药枕是通过睡觉时枕用以达到防治疾病目的的,一般每天至少要枕用6小时以上。由于药枕疗法显效较慢,常需数天或更长的时间方能见效,所以使用药枕不能急于求成,要有耐心,做到持之以恒,缓图以功。

(3)处理各种不适:使用药枕后若出现头晕头痛、恶心呕吐、荨麻疹、皮肤潮红发痒等症状,应停止使用,必要时给予对症处理。孕妇则应禁止使用辛香活血通经之药物。为了减少药枕疗法引起的口、鼻、咽干燥,口渴欲饮等症状,最好在每次枕用前饮 1 小杯温开水,并在白天适当增加一些饮水量。

(4)定期更换药物:注意保持药枕干燥、清洁,每夜枕用后应用塑料袋装好密封存放,防止有效成分散发,并置于阴凉干燥处存放,以防霉变。一般药枕使用 2~3 周后,应置于阳光下晾晒 1 次(1 小时左右),以保持枕形及药物的干燥度。

(5)配合其他治法:药枕虽好,但其作用有限,只能作为一种辅助调治手段。在应用药枕疗法的同时,还应注意与药物、针灸、运动等其他治疗调养方法配合,并注意饮食调理、情志调节及起居调摄,以发挥综合治疗的优势,提高临床疗效。

二十四、调治失眠常用的耳压处方有哪些?

咨询:我今年 44 岁,是失眠患者,听邻居朱教师说耳穴贴压法调治失眠有较好的疗效,我想试一试,我有常用耳穴图,但不知道耳压处方,请问**调治失眠常用的耳压处方有哪些?**

解答:耳穴贴压法取材方便,简单易学,无需特殊的设备,而且疗效可靠,使用安全,是深受人们喜欢的外治方法。您想试一试用耳压疗法调治失眠的想法是好的,需要说明的是耳穴贴压法选穴要准确,同时贴压也有很多技巧,最好让有经验的医生进行贴压治疗,以保证其安全有效,避免不良事件发生。下面介绍一些调治失眠常用的耳压处方,供您参考。

处方一

取穴:失眠、神经衰弱点。

操作:耳部常规消毒后,用 0.5 厘米×0.5 厘米大小的胶布,把王不留行籽分别贴压于失眠、神经衰弱点上。两耳穴位交替贴压,3 日更换 1 次,10 次为 1 个疗程。贴压期间每日揉捏穴位 3~5 次,尤其在睡前半小时必须进行揉捏,每次 1~3 分钟。

适应证:神经衰弱,失眠。

处方二

取穴:神门、心、皮质下、枕。

操作:用75%医用酒精耳郭常规消毒,再用探棒在选定穴位处按压寻找敏感点,之后将王不留行籽粘贴在0.6厘米×0.6厘米大小的胶布中央,贴于选取的穴位处。嘱患者每日自行按压3～5次,尤其夜晚睡前30分钟要按压1次,以耳郭发热微痛为度,每隔3日更换1次,6次为1个疗程。

适应证:失眠。

处方三

取穴:心、肾、神经衰弱点。

操作:先用75%的酒精棉球擦洗耳郭以消毒,再用消毒棉球擦干,继而在耳郭前面、背面自上而下全面按揉3～5次,以疏通耳郭腧穴经气。接着根据常用耳穴示意图,找到所选取的心、肾、神经衰弱点的位置,用0.5厘米×0.5厘米大小的胶布,把王不留行籽分别贴压于心、肾、神经衰弱点上。两耳穴位交替贴压,隔日更换1次,10次为1个疗程。贴压期间每日自行按捏穴位3～5次,每次以使耳穴局部有酸胀感为度。

适应证:神经衰弱,失眠。

处方四

取穴:烦点、失眠。

操作:耳部常规消毒后,用0.5厘米×0.5厘米大小的胶布,把王不留行籽分别贴压于烦点、失眠穴上。两耳穴位交替贴压,隔日更换1次,10次为1个疗程。贴压期间每日自行按捏穴位3～5次,每次以使耳穴局部有酸胀感为度。

适应证:失眠。

处方五

取穴:神门、心、交感、皮质下、神经衰弱点、垂前、脑干、枕。心脾两虚型加脾;阴虚火旺型加肾,伴有便秘者以肺代替肾;胃腑不和者加胃;肝火上扰者加肝。

操作:治疗前用左手轻扶耳背,仔细观察要贴压穴位的位置有无变化(如红点紫斑、隆起、血管充盈等),之后用探棒或针柄在选定的穴位区找出敏感点,再用75%酒精棉球消毒穴区,待皮肤干燥后,将磁珠放置在0.5厘米×0.5厘米大小的消炎止痛膏正中贴于所选的穴位上。3~5日更换1次,嘱其每日按压3~4次,每次按压半分钟左右,使其有胀、麻、痛、酸及耳郭发热等感觉,以加强耳穴区刺激量。更换贴压5次为1疗程,疗程间休息1周。

适应证:失眠。

处方六

取穴:皮质下、镇静。

操作:将酸枣仁用开水浸泡,去皮,分成两半,备用。耳部常规消毒后,用1厘米×1厘米大小的胶布,将剖开的酸枣仁(酸枣仁的剖面置于胶布上,光滑面对准贴压的耳穴处)贴于皮质下、镇静穴上。两耳穴位交替贴压,5日更换1次,4次为1个疗程。贴压期间每日早晚各按揉耳穴1次,每次按压2~3分钟。

适应证:失眠。

处方七

取穴:心、镇静。

操作:耳部常规消毒后,用0.5厘米×0.5厘米大小的胶布,把王不留行籽分别贴压于心、镇静穴上。两耳穴位交替贴压,隔日更换1次,10次为1个疗程。贴压期间每日午睡前及晚睡前各按压穴位1次,每次3~5分钟,以使局部有酸胀感为度。

适应证:失眠。

处方八

取穴:交感、神门、镇静。

操作:耳部常规消毒后,用0.5厘米×0.5厘米大小的胶布,把王不留行籽分别贴压于交感、神门、镇静穴上。两耳穴位交替贴压,隔日更换 1 次,10 次为 1 个疗程。贴压期间每日自行按捏穴位 3~5 次,每次以使耳穴局部有酸胀感为度。

适应证:心肾不交型失眠。

处方九

取穴:神门、交感、心、脾、皮质下、内分泌、枕。

操作:先用 75% 酒精棉球对耳郭进行消毒,把胶布剪成约 0.4 厘米 × 0.4 厘米大小的胶布块,再把白芥子放在小胶布块中央,然后用探棒按压所取穴位,找到敏感点,将贴有白芥子的胶布贴于其点进行按压,刺激强度以患者感觉酸胀、发热能耐受为度。每日按压 3~5 次,睡前 30 分钟必须按压 1 次,每次只贴一侧耳穴,两耳交替进行,隔日更换 1 次,10 次为 1 个疗程,休息 3 日后再行第 2 个疗程。

适应证:失眠。

处方十

取穴:心、肾、神门。

操作:耳部常规消毒后,用 0.5 厘米 × 0.5 厘米大小的麝香止痛膏,把王不留行籽分别贴压于上述耳穴上。两耳穴位交替贴压,3 日更换 1 次,6~8 次为 1 个疗程。贴压期间每日自行按揉穴位 3~5 次,每次以使耳穴局部有酸胀发热感为度。

适应证:失眠。

二十五、应用耳压疗法调治失眠应注意什么?

咨询:我近段时间晚上睡觉总是失眠,听说耳穴贴压能帮助睡眠,我弄了个耳穴贴压处方,想试一试,但不知道有什么注意事项,请您告诉我**应用耳压疗法调治失眠应注意什么?**

解答:耳穴贴压法就是我们通常所说的耳压疗法,耳压疗法确实能帮助睡眠,改善睡眠质量。您近段时间晚上睡觉总是失眠,可以用耳穴贴压的方法调理一段时间试一试。

为了保证耳压疗法调治失眠安全有效,避免不良反应发生,在使用耳压疗法调治失眠时,应注意以下几点:

(1)注意常规清洁消毒:在进行耳穴贴压治疗时,应对耳郭皮肤、所用压料以及施术者的双手进行常规消毒,以预防交叉感染及耳部感染的发生。如耳部出现感染者,应及时进行对症处理。

(2)恰当选取耳部穴位:应用耳穴贴压法调治失眠时,要结合耳穴的功能及主治病证等,选择适当的耳穴进行贴压治疗。在耳穴处方确定后,可用探针、火柴头、针柄等,在选用的穴区内寻找反应点(压痛点)。

(3)注意耳穴治疗禁忌:耳穴贴压安全有效,并无绝对禁忌证,但对过度疲劳、衰弱,极度紧张、敏感,老年体弱者,以及孕妇特别是有习惯性流产史的孕妇等,禁用耳穴贴压法。耳部有炎症及冬季有冻疮者,均不宜采用耳穴贴压法。对胶布、麝香止痛膏等贴用材料过敏者,也不宜用耳穴贴压法。

(4)耳压者宜定时刺激:应用耳压疗法者,在贴压耳穴期间应每日定时按压耳穴,要求手法轻柔、适度,节律均匀,按压后以有酸、麻、胀、痛、灼热的感觉为宜,严防手法力度过重损伤耳部皮肤。注意在晚睡前半小时按压耳穴 1 次,以提高疗效。

(5)注意配合其他疗法:耳穴贴压法调治失眠的作用有限,在应用耳穴贴压法的同时,应注意与药物治疗、饮食调养、起居调摄等治疗调养手段配合,以提高临床疗效。

二十六、调治失眠可选用哪些敷贴处方?

咨询:我们单位的老刘,前些年患失眠,是用中药外敷调治好的,我近段时间时常失眠,也想用敷贴法试一试,但苦于没有外敷的处方,请您告诉我**调治失眠**

可选用哪些敷贴处方?

解答:适用于调治失眠的敷贴处方有很多,它们各有不同的适用范围,下面介绍一些临床常用者,供您参考。

处方一

配方:五倍子、郁金各等份,蜂蜜适量。

用法:将五倍子、郁金分别研为细末,混匀后加入蜂蜜调成膏状。用时取药膏适量,分敷于涌泉、神阙穴,用纱布覆盖,胶布固定。通常每日换药 1 次,7～10 次为 1 个疗程。

功效:解郁清心,降火敛汗。

适应证:神经衰弱以心烦失眠、心悸盗汗为主要表现者。

处方二

配方:韭菜根、生地各 15 克,大蒜 5 头。

用法:先将韭菜根、生地烘干,研为细末,再把大蒜捣成糊状,把药粉与大蒜糊充分调和,每次取适量,做成 2 个饼,于晚上睡觉前将药饼敷贴于双足底之涌泉穴,用纱布覆盖,胶布固定,次日晨起去掉。通常每晚敷贴 1 次,连用 7～10 次为 1 个疗程。

功效:滋阴降火,养心安神。

适应证:心肾不交型、阴虚火旺型失眠。

处方三

配方:胆南星、吴茱萸各 3 克,半夏 5 克,鸡蛋 1 个。

用法:将胆南星、吴茱萸、半夏研成细末,混匀后加鸡蛋清调成糊状,于晚上睡觉前将药糊敷于双足底之涌泉穴,用纱布覆盖,胶布固定,次日晨起去掉。通常每晚敷贴 1 次,连用 7～10 次为 1 个疗程。

功效:清热化痰,镇静安神。

适应证:痰热内扰型失眠。

处方四

配方:盐附子、生地各等份。

用法:将盐附子、生地研成细末,混匀后加清水调成膏状,每次取适量,于晚上睡觉前将药糊敷于双足底之涌泉穴,用纱布覆盖,胶布固定,次日晨起去掉。通常每晚敷贴1次,连用7~10次为1个疗程。

功效:滋阴降火,益肾养肝。

适应证:肝肾阴虚型、阴虚火旺型及心肾不交型失眠。

处方五

配方:黄连15克,阿胶、白芍、黄芩各9克,鸡蛋1个。

用法:将黄连、阿胶、白芍、黄芩研为细末,贮瓶备用。用时每次取适量,用鸡蛋清调成膏状,敷贴于腹部之神阙穴,用纱布覆盖,胶布固定。通常1~2日换药1次,7~10次为1个疗程。

功效:滋阴降火,宁心安神。

适应证:阴虚火旺型失眠。

处方六

配方:吴茱萸、肉桂各等份,蜂蜜适量。

用法:将吴茱萸、肉桂研为细末,装瓶备用。用时取药末10克,加蜂蜜调成膏状,分别敷贴于一侧神门、三阴交穴,用纱布覆盖,胶布固定,次日晨起去掉。通常每晚敷贴1次,左右两侧交替进行,连用7~10次为1个疗程。

功效:平肝潜阳,降火安神。

适应证:心火亢盛型、心肾不交型、阴虚火旺型失眠。

处方七

配方:大蒜、吴茱萸各10克。

用法:将吴茱萸与大蒜分别捣烂,混匀后调成膏状,分敷于双足底之涌泉穴,用纱布覆盖,胶布固定,24小时后取下。通常每3日敷贴1次,连用3~5次为 1 个疗程。

功效：清热降火，安神。

适应证：头晕心烦，失眠健忘。

处方八

配方：吴茱萸 10 克，米醋适量。

用法：将吴茱萸研成细末，用米醋调成糊状，于晚上睡觉前将药糊敷于足底之涌泉穴，用纱布覆盖，胶布固定，次日晨起去掉。通常每晚敷贴 1 次，两足交替进行，连用 7 ~ 10 次为 1 个疗程。

功效：安神助眠。

适应证：失眠。

处方九

配方：珍珠母、槐花、吴茱萸各等份，米醋适量。

用法：将珍珠母、槐花、吴茱萸分别晒干，一同研为细末，混匀后装瓶备用。用时取药末适量，加米醋调成膏状，敷贴于腹部之神阙穴及双足底之涌泉穴，用纱布覆盖，胶布固定。通常每日换药 1 次，10 次为 1 个疗程。

功效：清热，镇静安神。

适应证：阴虚火旺型、肝郁化火型失眠。

处方十

配方：黄连 12 克，肉桂 5 克，鸡蛋 1 个。

用法：将黄连、肉桂分别研为细末，混匀后用鸡蛋清调成糊状，于晚上睡觉前分敷于双足底之涌泉穴，用纱布覆盖，胶布固定，次日晨起去掉。通常每晚敷贴 1 次，连用 10 次为 1 个疗程。

功效：清热降火，安神助眠。

适应证：心烦失眠，对心肾不交型、阴虚火旺型失眠效果尤好。

二十七、应用敷贴疗法调治失眠应注意什么?

咨询:我今年 32 岁,患失眠已有很长一段时间,想了好多办法,效果都不太好,昨天有一同事给我个外贴方,我想试一试,但又不放心,请问**应用敷贴疗法调治失眠应注意什么?**

解答:敷贴疗法就是我们通常所说的药物敷贴法,为了保证药物敷贴法调治失眠安全有效,避免不良反应发生,在应用药物敷贴法调治失眠时,应注意以下几点:

(1)注意局部消毒:敷药局部要注意进行清洁消毒,可用 75% 乙醇做局部皮肤擦拭,也可用其他消毒液洗净局部皮肤,然后敷药,以免发生感染。

(2)做到辨证选药:外敷药和内服药一样,也应根据病情的不同辨证选药,抓着疾病的本质用药,方能取得好的治疗疗效,切不可不加分析地乱用。敷贴疗法必须在医生的指导下,掌握操作要领和注意事项,根据敷贴疗法的适应证选择患者,严禁有敷贴禁忌证者进行敷贴治疗。

(3)正确选穴敷药:在应用穴位敷药时,所取穴位不宜过多,每穴用药量宜小,贴敷面积不宜过大,时间不宜过久,失眠患者常以神阙穴、涌泉穴为主要施治穴位。要注意外敷药物的干湿度,过湿容易使药糊外溢,太干又容易脱落,一般以药糊为稠厚状有一定的粘性为度。

(4)重视不良反应:一些刺激性较大或辛辣性的药物对皮肤有一定的刺激作用,可引起局部皮肤红肿、发痒、疼痛、起疱等不良反应;有些患者敷药后还可能出现皮肤过敏等现象;还有些患者对胶布或伤湿止痛膏过敏。对这些患者应及时予以对症处理,或改用其他治疗方法。敷贴部位皮肤有破损者及伴有其他重病者,不宜采用敷贴疗法。

二十八、调治失眠常用的足浴处方有哪些？

咨询：我今年 28 岁，近段时间晚上睡觉总是失眠，想了很多办法，都不太管用，听说足浴法调治失眠效果不错，我准备试一试，麻烦您告诉我**调治失眠常用的足浴处方有哪些？**

解答：足浴疗法是用中药煎取药液浸泡双脚以达到防病治病目的的一种自我保健手段，也是常用的中医外治方法之一。失眠患者通过适当的足浴，确实能达到除烦助眠、治疗调养失眠的目的。下面介绍几则调治失眠的足浴处方，您不妨在当地医生的指导下试用一下。

处方一

原料：天麻 12 克，钩藤 9 克，合欢皮 10 克。

用法：将上述药物水煎 2 次，去渣取汁，趁热浸泡双足，每晚 1 次，宜在睡前进行，5 日为 1 个疗程。

功效：平肝潜阳安神。

适应证：肝阳上亢型失眠。

处方二

原料：酸枣仁、柏子仁、磁石各 30 克，当归、知母各 20 克，朱砂 10 克。

用法：将磁石放入锅中，加清水适量，先煎煮 30 分钟，再加入其他药物，煎取药汁，趁热浸泡洗双足，每晚 1 次，宜在睡前进行。

功效：镇静安神。

适应证：失眠。

处方三

原料：磁石 30 克，菊花、黄芩、夜交藤各 15 克。

用法：将磁石放入锅中，加清水适量，先煎煮 30 分钟，再加入菊花、黄芩、夜交藤，继续煎煮 30 分钟，去渣取汁，趁热浸泡洗双足，每晚 1 次，宜在睡前进行。

功效:清热镇惊,和胃安神。

适应证:肝郁化火型、痰热内扰型失眠。

处方四

原料:生地、山萸肉、山药、知母各 12 克,茯苓、丹皮、泽泻、酸枣仁、合欢皮、夜交藤、川芎、半夏各 10 克,川椒 6 克。

用法:将上述药物一同放入砂锅中,水煎去渣取汁,趁热浸泡洗双足,每晚 1 次,宜在睡前进行。

功效:滋阴补肾,养心安神。

适应证:失眠。

处方五

原料:黄连 10 克,肉桂 3 克,夜交藤、合欢皮、丹参各 30 克。

用法:将上述药物一同放入砂锅中,水煎去渣,把药汁稀释成 3000 毫升左右,水温控制在 40℃左右,每日 1 次,临睡前浸泡双足,每次 20～30 分钟,10 日为 1 个疗程。

功效:交通心肾,宁心安神。

适应证:失眠。

处方六

原料:黄柏、生地、知母、酸枣仁各 15 克,牛膝、生牡蛎各 30 克,吴茱萸 8 克。

用法:将上药一同放入砂锅中,加入清水适量,煎煮 30 分钟,去渣取汁,趁热浸泡洗双足,每晚 1 次,宜在睡前进行。

功效:滋阴降火,宁心安神。

适应证:失眠。

处方七

原料:磁石 50 克,夜交藤、酸枣仁、柏子仁各 30 克,当归 20 克,知母 10 克。

用法:将上述药物一同放入砂锅中,水煎去渣取汁,趁热先熏后洗双足,每晚睡前 1 次,每次 20 分钟。

功效:养阴清热,镇静安神。

适应证:失眠。

处方八

原料:丹参 20 克,夜交藤、五味子各 15 克,生地、百合各 30 克。

用法:将上述药物一同放入砂锅中,水煎去渣取汁,趁热先熏后洗双足,每晚睡前 1 次,每次 20 ~ 30 分钟。

功效:滋阴降火安神。

适应证:阴虚火旺型失眠。

处方九

原料:黄连、肉桂各 15 克。

用法:将黄连、肉桂一同放入砂锅中,水煎去渣取汁,趁热先熏后洗双足,每晚睡前 1 次,每次 20 ~ 30 分钟。

功效:清热降火。

适应证:阴虚火旺型失眠。

处方十

原料:六味地黄丸 30 克(也可用熟地、山茱萸、山药、泽泻、茯苓、丹皮组成的汤剂)。

用法:将六味地黄丸水煎成药液(或用六味地黄汤煎取药液),水温控制在 40℃左右,每日 1 次,临睡前浸泡双足,每次 20 ~ 30 分钟,10 日为 1 个疗程。

功效:滋阴补肾,宁心安神。

适应证:失眠,对肝肾阴虚型患者效果尤好。

二十九、应用足浴疗法调治失眠应注意什么?

咨询:我患失眠已有一段时间了,听说足浴疗法能调治失眠,昨天我购买了一个足浴按摩器,想试一段时间,但不清楚注意事项,请您告诉我**应用足浴疗法调治失眠应注意什么?**

解答:当今,足浴的保健治病价值越来越被人们所重视,足浴疗法已走入千家万户,这几年各种品牌的足浴器具更是层出不穷。当然足浴疗法也有其注意点,若采用足浴器进行足浴,在足浴前应仔细阅读说明书,若自己配制足浴液用普通洗足盆进行足浴,则更应当注意。为了保证足浴疗法调治失眠安全有效,在应用足浴疗法调治失眠时,应注意以下几点:

(1)依病情需要选用足浴处方:根据足浴疗法的适应证和禁忌证选择患者,切忌有足浴禁忌证者进行足浴治疗。足部皮肤有破损者不宜使用足浴疗法。由于失眠的证型很多,而不同的足浴处方又有不同的使用范围,所以应依中医辨证分型的不同恰当选用足浴处方。

(2)掌握好药液的用量和温度:足浴所用的药液不宜过少,应以能浸泡到双足踝部为宜。药液的温度应适当,不宜过热或过凉,可根据患者的承受能力进行调整,以患者能否耐受为度,药液温度下降时应适当再加热。

(3)注意药液保管及浴后避风:足浴药1剂可使用2~3次,但夏季应当日煎药当日用,药液应存放于低温处,以免变质。足浴后要及时用干毛巾擦干双脚,注意避风防凉,以免引发其他疾患。

(4)注意与其他治疗方法配合:足浴疗法调治失眠的作用有限,应注意与药物治疗、针灸疗法、运动锻炼等其他治疗调养方法配合,并注意饮食调理、情志调节以及起居调摄,以发挥综合治疗的优势,提高疗效。

(5)仔细阅读足浴器具说明书:采用足浴器具足浴前,应仔细阅读说明书,正确进行操作,同时切记注意检查电线是否有破损,以防漏电伤人。用毕要先切断电源,倒去足浴液,清洗擦拭干净,放于干燥处,以备下次再用。

三十、如何用指压改善睡眠法调治失眠?

咨询:我今年34岁,患失眠已有一段时间了,昨天从电视上看到可以用指压改善睡眠法调治失眠,想试一试,但不清楚如何操作,请您告诉我**如何用指压改善睡眠法调治失眠?**

解答:指压改善睡眠法具有养心除烦、改善睡眠之功效,确实能调治失眠,适用于各种类型的失眠患者,长期坚持效果良好,下面给您介绍一下具体操作方法。

治疗时患者取坐位,采用自我按摩的方法,依次指压百会、太阳、天柱、风池、足三里、三阴交及神门穴,穴位的选取可参考有关书籍的常用人体穴位示意图。

(1)百会穴:在1分钟之内,用右手中指沿顺时针方向按压36圈,再沿逆时针方向按压36圈。

(2)太阳穴:在1分钟之内,用双手拇指同时沿顺时针方向按压36圈,再沿逆时针方向按压36圈。

(3)天柱穴:在1分钟之内,用双手拇指沿顺时针方向按压36圈,再沿逆时针方向按压36圈。

(4)风池穴:在2分钟之内,用双手拇指同时缓缓地沿顺时针方向按压36圈,再沿逆时针方向按压36圈。

(5)足三里穴:在1分钟之内,用双手拇指用力均匀和缓地同时沿顺时针方向按压36圈,再沿逆时针方向按压36圈。

(6)三阴交穴:用双手拇指用力均匀和缓地同时沿顺时针方向按压36圈,再沿逆时针方向按压36圈。

(7)神门穴:用右手拇指沿顺时针方向缓缓按压左侧神门穴36圈,再沿逆时针方向按压36圈;用左手拇指沿顺时针方向缓缓按压右侧神门穴36圈,再沿逆时针方向按压36圈。

三十一、如何用睡前按摩催眠法调治失眠?

咨询:邻居刘阿姨患失眠多年,她说是用睡前按摩催眠法调治好的,我近段时间时常失眠,想用睡前按摩催眠法调治,但不清楚如何按摩,请问**如何用睡前按摩催眠法调治失眠?**

解答:睡前按摩催眠法简单易行,具有醒脑宁心之功效,能调节自主神经功能,坚持应用可缓解头晕头痛、心烦急躁等症状,有效改善睡眠,对神经衰弱者尤为适宜,确实是调治失眠行之有效的方法,您想用此法调治失眠是可行的。

采取睡前按摩催眠法调治失眠时,患者宜取仰卧位,于睡前按面部双掌深搓法、耳部搓摩法、甲端快速摩头法的顺序,进行自我按摩治疗,穴位的选取可参考有关书籍的常用人体穴位示意图。

(1)面部双掌深搓法:闭目少思,双掌指抚于脸面,以每秒钟2次的频率,以眼部上下和鼻翼两侧为重点搓摩区,上下缓慢有力地搓摩约2分钟,并按揉印堂、睛明、太阳、安眠穴各1分钟。

(2)耳部搓摩法:用手掌大鱼际肌部位搓摩耳根部约30秒钟,然后按此法搓摩耳根后部约30秒钟,再改用两手掌心以每秒钟2次的频率,轻揉整个耳部约1分钟。

(3)甲端快速摩头法:先按揉风池、百会穴各1分钟,再双手十指并拢,第二指关节屈曲成90°,然后用双手指甲的端部,用力搓摩头部所有发根之处。以头顶正中线及两侧和头后部为搓摩的重点部位,搓摩3分钟左右,患者有欲睡之感。

三十二、如何用自我按摩法调治失眠?

咨询:我今年38岁,患失眠已经很长一段时间了,中西药没少吃,晚上睡觉还是辗转反侧,难以入睡,听说自我按摩法效果不错,我想试一试,请问**如何用自我按摩法调治失眠?**

解答:按摩的过程是轻松舒适的,自我按摩法治疗调养失眠是行之有效的。自我按摩法分点压穴位、推擦腰肾、按压神门、旋摩全腹、头部按摩、分抹眼睑,穴位的选取可参考有关书籍的常用人体穴位示意图。操作时应采取舒适的体位,细心体会按摩时的感觉,不必拘泥于按摩的次数和时间,若能坚持应用,定能达到安神助眠、改善睡眠之目的,下面给您介绍具体的按摩方法:

(1)点压穴位:先用两手拇指的指腹,分别按压两侧小腿之三阴交穴,本穴为足三阴之交会穴,可调理足三阴之经气,以健脾助运,通经活络。之后用中指按压两侧的足三里穴,此穴为胃经的合穴,中医认为"胃不和则卧不安",按压此穴可和胃安眠。继而再用两手拇指着力于小腿内侧的阴陵泉穴,其余手指按于小腿外侧之阳陵泉穴,自上而下推移至三阴交穴和绝骨穴,推移40~50次。

(2)推擦腰肾:将两手掌面相对搓热,用两手掌根及掌面贴附在腰的两侧,自肾俞至大肠俞穴进行往返上下推摩,使腰部有温热感为宜。中医认为腰为肾之府,推摩腰部可以益肾固本,有助于安神助眠。

(3)按压神门:用一手拇指按压对侧手腕的神门穴,待按压到穴位周围有明显的酸胀感时,再持续按压30秒钟,然后更换对侧。

(4)旋摩全腹:仰卧于床上,用左右手掌面置于上、下腹部,然后两手交替做顺时针环形揉动,动作宜柔和缓慢,用力更要均匀协调,旋摩50~60次。这种方法有助于和胃安眠。

(5)头部按摩:患者取仰卧位,先用右手拇指轻揉百会穴200次,再用双手拇指由印堂至上星、百会穴交替推5~6次,共约4分钟;之后双手拇指自印堂起向内外依次点揉睛明、鱼腰、丝竹空、太阳、四白等穴,共约3分钟。

(6)分抹眼睑:微闭两眼,自内向眼外分抹眼睑,待抹至双目有干涩感时或出现困意时为止。此法可以诱导入眠。

三十三、如何用简单自我按摩助眠法调治失眠?

咨询:我今年29岁,是小学教师,近段时间晚上睡觉总是休息不好,听说坚持练习简单自我按摩助眠法能有效改善睡眠,我想试试,请问**如何用简单自我按摩助眠法调治失眠?**

　　解答:简单自我按摩助眠法包括揉神门、运百会、按脘腹、按涌泉、按颞侧、推胫骨及抹眼球,此法具有调和脾胃、镇静安神助眠之功效,坚持练习确实能有效改善睡眠,适宜于治疗调养各种类型的失眠,您可以按摩一段时间试一试,下面是其具体练习方法,按摩穴位的选取可参考有关书籍的常用人体穴位示意图。

　　(1)揉神门:此法具有宁心安神的作用。操作时患者取坐位,左手食指、中指相叠加,按压在右手神门穴上,按揉2分钟后再换右手操作。或用大拇指按压两侧神门穴各5~10次。按揉或按压神门穴后,可采取平时睡眠的习惯姿势,配合呼吸缓慢加深,渐渐入睡。

　　(2)运百会:此法具有安眠定神之功效。操作时患者取卧位,两手轮流以食、中指指腹按揉百会穴50次(约1分钟)。手指用力不能过重。

　　(3)按脘腹:此法具有理气和胃,使人安然入睡之功能。操作时患者取卧位,左右手分别横置于上腹部中脘穴和下腹部关元、气海穴,配合呼吸,呼气时按压中脘穴,吸气时按压气海、关元穴,持续操作2分钟。或用两手食指、中指叠加按压以上三穴位各50次,以轻度揉压为宜。

　　(4)按涌泉:此法具有平衡阴阳气血之功效,坚持按压能改善睡眠。操作时患者取坐位,两侧中指指腹分别按压在两足底涌泉穴上,随一呼一吸,有节律各按压1分钟。或按揉该穴100次。

　　(5)按颞侧:此法具有安神助眠之功效。操作时患者取坐位,两手拇指按压两侧风池穴,两手小指按在两侧太阳穴上,其余手指各散放在头部两侧,手指微屈,然后两手同时用力,按揉局部约1分钟。

　　(6)推胫骨:此法具有调和脾胃,宁心安神之功效。操作时患者取坐位,两手虎口分别卡在双膝下,拇、食指按压阳陵泉穴和阴陵泉穴,然后向下用力推动,在过足三里和三阴交两穴时加力按压,这样一直推到踝部,反复操作10~20次。或按揉足三里、三阴交穴各50次。

　　(7)抹眼球:此法具有调养心气的作用,坚持应用有助于治疗失眠。操作时患者取卧位、闭眼,将两手中指分别放于两眼球上缘,两手环指分别放在眼球下缘,然后在眼内外眦之间来回揉抹 20～30 次,力度要轻。

提示:以上各法,每晚可任选 1～3 种,睡前 1 小时内进行自我按摩,若能持之以恒,绝大多数失眠者可免受失眠之困扰,同时躺下之后还需平心静气,排除杂念,然后闭目,逐渐松弛全身肌肉,使身心自然、轻松、舒适。

三十四、怎样用睡前四步按摩法调治失眠?

咨询:我近段时间晚上睡觉总是失眠,服用刺五加片多日也不见好转,我们科室的李主任让我用睡前四步按摩法调理一下试试,麻烦您告诉我**怎样用睡前四步按摩法调治失眠?**

解答:睡前四步按摩法以印堂、太阳、风池、中脘、关元、气海、足三里、内关、三阴交、涌泉穴为主要按摩穴位,于每晚睡前进行自我按摩,此法能改善睡眠质量,有助于纠正失眠,适用于各种类型的失眠患者,坚持应用效果良好,您确实可以试一试。下面给您介绍具体按摩方法,其穴位的选取可参考有关书籍的常用人体穴位示意图。

第一步:用食指分别按揉印堂、太阳、风池穴,每穴按揉 1～2 分钟,以局部有酸胀感为度。

第二步:先用手掌在腹部按揉中脘、关元、气海穴各 1 分钟,再用食指按摩内关、足三里、三阴交穴各 1～2 分钟。

第三步:将两手掌面相对搓热,用两手掌面贴附在腰部两侧,适当用力做上下往返摩擦,至有温热感为止。

第四步:用两手掌交替擦两足底之涌泉穴各 2～3 分钟(注意临睡前先用热水浸洗双脚 10～15 分钟)。

第五章 失眠患者这样做睡得香

俗话说，"疾病三分治疗，七分调养"，这足以说明自我调养在疾病治疗中所占地位之重要。如何选择适合自己的调养手段，是广大失眠病人十分关心的问题。本章详细解答了失眠病人自我调养过程中经常遇到的问题，以便正确治疗失眠，恰当选择自我调养手段调养失眠，只有这样做，才能及时纠正失眠，睡得香甜。

一、为什么说最好的医生是你自己？

咨询：我是失眠患者，知道"医生"不要自己当，不可自作主张买药吃，今天我看到钟南山院士曾说，"最好的医生是你自己"，把我弄糊涂了，请问**为什么说最好的医生是你自己？**

解答：其实"医生"不要自己当，切不可自作主张买药吃，与"最好的医生是你自己"并不矛盾，只是出发点不同，考虑的角度不一样而已。"医生"不要自己当，切不可自作主张买药吃，是说作为病人，缺少医学知识，不能不懂装懂，自作主张买药治病，这样很容易耽误病情，引发严重的后果。而"最好的医生是你自己"，是告诉我们应学会关爱自身的健康，平时注意养生，提高身体素质，以预防疾病的发生，如有身体不适，一定要及时检查，把病患扼杀在萌芽期。

钟南山院士所说的"最好的医生是你自己"，最早来源于 2008 年 3 月，由中国光大银行和国际 SOS 救援中心共同在广州举办的"阳光关爱"全国知名专家健康讲座系列活动。当时由钟南山院士拉开首场讲演的序幕，钟南山院士讲演的核心内容就是"最好的医生是你自己"。

目前人们工作生活压力不断增加，尤其是 40 岁左右的白领人群，他们的工作压力明显高于其他人群，但他们认为自身正是精力充沛的年龄，于是不顾自己的身体，拼命工作，透支健康。有调查显示，我国高级知识分子的平均寿命是 58 岁，远远低于我国人口的平均年龄 69 岁。钟南山院士说："不少人 40 岁前以命搏钱，40 岁后以钱买命，我们在医院常常接触到这种人，体会颇为深刻。"

"生命有限，健康无价，健康是条单行线，只能进不能退，人应该学会关爱自身的健康。"钟南山院士引用了不少调查数据和生活实例进行演说。他说世界卫生组织定义的健康是指全面的健康，即身体健康、心理健康、社会适应性良好和道德高尚，这已被越来越多的人所认同。但有不少人仍然只是关注身体健康而忽略了其他部分，从而形成了亚健康人群。前几年有一项在全国十几个省市进行的调查,北京有75%的人处于亚健康状态,其次是广东,亚健康人数占73.77%,最好的是四川,但也占61%。

钟南山院士说,在决定人的健康程度因素中,遗传因素和环境因素只占15%和17%,医疗条件占8%,而生活态度、生活方式占了60%。合理膳食、适量运动、戒烟限酒、心理平衡、充足睡眠是人体健康的基石,其中心理平衡最为重要。"养生第一要义就是心理平衡,这是最重要也最难做到的一点。人们往往被忧虑、惧怕、贪求、怯懦、嫉妒和憎恨等不良情绪困扰。"他还指出,科学研究显示,情绪低落时人体的抗癌功能会衰退20%以上。

"要做到心理平衡,先要有一个明确的生活目标,并执著地去追求。调查显示,有明确生活目标的人的长寿几率相对要高。但这个目标不能太苛求,以至于以牺牲自己的健康为代价。""若想身心松,三乐在其中,即知足常乐、自得其乐、助人为乐"。

"早防早治"也是钟南山院士向大家介绍的一个关键词。钟南山院士说:"要提高警惕,对高脂血症、冠心病、糖尿病、高血压、脂肪肝、失眠、便秘等常见病做到早发现、早治疗,如有身体不适,一定要及时检查,把病患扼杀在萌芽期,最好的医生是你自己。"

二、什么是不良的生活方式? 改变不良的生活方式指的是什么?

咨询:我近段时间时常失眠,听说生活没规律、晚饭过饱等不良的生活方式容易引起失眠,我想进一步了解一下,请问**什么是不良的生活方式? 改变不良的生活方式指的是什么?**

解答:确实像您所听说的那样,生活没规律、晚饭吃的过饱等不良的生活方式容易引起失眠,改变不良的生活方式,保持规律化的生活起居,是预防和调养失眠的重要方法。

这里所说的不良的生活方式,是指人们日常生活中的一些和失眠、便秘、高血压、冠心病、糖尿病、高脂血症等疾病发生有关的不良的生活习惯,主要指饮食不科学、不坚持适当运动、过量饮酒、吸烟、生活起居没有规律、工作压力大以及精神紧张等。

改变不良的生活方式是指将不良的生活方式改变为健康的生活方式,除保持规律化的生活起居外,健康的生活方式的基本内容主要包括合理膳食、适量运动、戒烟限酒、心理平衡等。所谓合理膳食即按照科学的方法安排饮食;适量运动是指根据自身的情况坚持参加适合自己的运动锻炼;戒烟限酒即不吸烟和限制饮酒的量;心理平衡则是指保持良好的心态。

为了便于理解和记忆,在保持规律化生活起居的基础上,改变不良的生活方式的内容还可以更具体化为以下几句话,大家应当牢牢记住,并每天在日常生活中给予实现。这几句话是不吸烟,管好嘴,迈开腿,好心态,饭吃八成饱,日行万步路。如果将这几句话与上面的"戒烟限酒、适量运动、合理膳食、心理平衡"对应起来,就是"不吸烟——戒烟限酒""管好嘴——合理膳食""迈开腿——适量运动""好心态——心理平衡"。"管好嘴"的基本要求就是"饭吃八成饱","迈开腿"的最基本要求就是"日行万步路"。

三、饮食疗法能调养失眠吗?

咨询:我今年28岁,近段时间饮酒和吃辣椒较多,半个月来晚上睡觉总是失眠,昨天到医院咨询,医生说可能是饮食不当引起的,让我注意饮食调理,请问**饮食疗法能调养失眠吗?**

解答:饮食不当是引发失眠的重要原因之一,饮食疗法确实能调养失眠。饮食疗法又称"食物疗法",简称"食疗",它是通过改善饮食习惯,调整饮食结构,采用具有治疗作用的某些食物(疗效食品)或适当配合中药(即药膳),来达到治疗疾病、促进健康、增强体质目的的一种防病治病方法。

人们常说"民以食为天",粮油米面,瓜果蔬菜,盐酱醋茶,我们每天都要与之打交道。饮食在人类生活中占有非常重要的地位,食物是人体生命活动的物质基础,可改善人体各器官的功能,维持正常的生理平衡,调整有病的机体。我国自古以来就有"药食同源"之说,祖国医学十分重视饮食调养,早在《黄帝内经》中就有"五谷为养,五果为助,五畜为益,五菜为充"的记载,提出合理的配膳内容有利人体的健康。唐代伟大的医学家孙思邈在《千金方》中说,"凡欲治疗,先以食疗,既食疗不愈,后乃用药尔"。清代医家王孟英也说,"以食物作药物,性最平和,味不恶劣,易办易服"。希腊著名医生希波格检库也曾强调指出,"营养适宜,治疗彻底""食物药物应互为替补"。这些都说明了饮食调养对人体的健康、疾病的治疗具有特别重要的作用。食疗可以排内邪,安脏腑,清神志,资血气。了解食物的基本营养成分和性味作用,用食平疴,怡情遣病,是自我疗养中最高明的"医道"。

"胃不和则卧不安",失眠的发生与饮食不当密切相关,饮食疗法是调养失眠的重要方法之一。饮食疗法有治疗效果而无明显不良反应,并且取材方便,经济实用,容易被人们所接受,失眠者根据病情的需要选择适宜的饮食进行调理,可调整脏腑功能,促使阴平阳秘,改善睡眠,消除失眠者头晕头痛、心烦急躁、神疲乏力等自觉症状,促进失眠逐渐康复,所以失眠者应重视饮食调养,注意选用饮食药膳进行调理。

四、失眠患者的饮食调养原则是什么?

咨询:我是失眠患者,知道饮食调养对失眠患者十分重要,也很想注意饮食调养,但不知如何是好,听说失眠患者的饮食调养有一定原则,请问**失眠患者的饮食调养原则是什么?**

解答:的确像您说的那样,饮食调养对失眠患者十分重要,失眠患者的饮食调养是有其原则的,现将失眠患者的饮食调养原则简单介绍如下,供您参考。

(1)根据辨证对症进食:食物有寒热温凉之性和辛甘酸苦咸五味,其性能和作用是各不相同的,因此在进行饮食调养时,必须以中医理论为指导,根据失眠患者的特点,在辨证的基础上立法、配方、制膳,以满足所需的食疗、食补及营养的不同要求。如失眠属肝肾阴虚引起者,应选食生地、百合、枸杞子、黑豆、甲鱼、青菜等具有滋补肝肾、养阴清热作用的药膳;属于心脾两虚所致者,应选食大枣、五味子、当归、小米、桂圆肉、猪肉等补养心脾的药膳;属于脾肾阳虚者,应适当多食羊肉、鸽蛋、核桃仁、鳝鱼等补肾助阳的食物。根据饮食的不同属性,结合失眠者寒热虚实等的不同发病机制,合理选择饮食药膳,有助于失眠的治疗和康复。

(2)因人而异恰当选食:选用饮食药膳调养失眠,应因人而异,不同年龄、不同性别、不同体质的失眠患者所用药膳是不尽相同的。不同年龄有不同的生理特征,青壮年代谢旺盛,易出现内热积滞,饮食应注意消食和胃,可多选食山药粥、蜜饯山楂等,慎食温热峻补不易消化之食物;老年人脏腑功能减退,气血已衰,易于失眠,则宜食温热熟烂食物、易消化而性温滋补之品,适当多选具有补气养血、安神助眠作用的饮食,忌食黏硬生冷之食物。

男女在生理特点上是有区别的,在饮食的选择上男性宜注意滋补肝肾,女子则常宜调补气血。女性有经带胎产,屡伤气血,故常气血不足,平时应适当多食一些具有补益气血功能的饮食。经期、孕期宜多食具有养血补肾作用的食物,产后则应考虑气血亏虚及乳汁不足等,适当多食益气血、通乳汁的食物,如归参炖母鸡、炖猪蹄等。

体质偏寒的人,宜适当多食温热性食物,如大葱、生姜、大蒜、羊肉等,少食生冷偏寒之食物;体质偏热的人,宜适当多食寒凉性食物,如雪梨、西瓜、绿豆、黄瓜等,少食辛燥温热食物;体胖之人多痰湿,宜适当多食具有健脾化痰功用的食物,如山药、扁豆、薏苡仁等;体瘦的人多火,宜适当多食滋阴生津的食物,如荸荠、牛奶、蜂蜜;脾胃功能不佳者,可常食山药莲子粥等以健脾和胃。

天人相应,"四时阴阳者,万物之根本也",四时气候的变化对人体的生理功能、病理变化均有一定的影响,故食疗还应注意气候特点,注意根据气候的变化调整饮食。一般来说,春季应多食粥类,如桑叶粥、金银花粥等以养护胃气;夏季应多食清暑之品,如绿豆粥、荷叶粥、西瓜等;秋季应食滋阴养胃之品,如银耳粥、栗子粥等;冬季则应多吃炖、煲和汤粥类食品,如羊肉粥、狗肉附子汤等。"一方水土养一方人",地域不同,人的生理活动、饮食特点和病变特点也不尽相同,所以食疗还应注意地域特点,如东南沿海地区气候温暖潮湿,居民易感湿热,宜食清淡除湿的食物;而西北高原地区气候寒冷干燥,居民易受寒伤燥,则宜食温阳散寒或生津润燥的食物。

(3)合理搭配防止偏食:合理搭配饮食,应根据食物的不同性质,加以合理的安排,这就是人们所说的营养学原则。在主食中,粗粮、细粮要同时吃,不可单一偏食。以赖氨酸为例,小米和面粉中含量较少,而甘薯和马铃薯中则较多。粗粮含有较丰富的维生素 B_2、烟酸,而精米、精面中则较少。以粗粮、干稀、主副搭配而成的饮食,营养丰富全面,可满足机体需要,促进疾病康复。美味佳肴固然于身体有益,但不一定就等于无害。由于食物具有不同的性味,如饮食过寒过热,食之过量,甚至偏食,易伤脾胃,使阴阳失调、脏腑功能紊乱,久而久之,或化热、化火,或寒从中生,酿成疾患。所以饮食药膳调治失眠时要讲究疗程,不宜长时间单纯食用某一种或某一类食物,要避免食疗过程中的偏食。

(4)重视营养安神补脑:失眠的发生总因大脑正常的兴奋和抑制过程失调而成,重视大脑的营养,注意安神补脑,是运用食疗调养失眠的重要一环。大脑需要的营养物质主要有蛋白质、脂类、糖类、维生素及微量元素等,因此失眠患者应特别注意食用富含这些物质的食物。富含脂类的食物有鱼类、蛋黄、大豆、玉米、羊脑、猪脑、香油核桃等,富含蛋白质的食物有猪瘦肉、羊肉、牛肉、鸡肉、奶、蛋、鱼及豆制品等,富含 B 族维生素的食物有豆类、干果、动物内脏、酵母等,在新鲜蔬菜和水果中则富含维生素 C,富含微量元素的食物则有动物肝肾、牡蛎、粗粮、豆制品、鱼肉、菠菜、大白菜等。能够调节神经系统功能,有镇静安神作用的食物有小米、小麦、核桃仁、莲子、百合、牛奶、大枣、紫菜、黑木耳、猪心、甲鱼等。

(5)注意日常饮食宜忌:注意日常饮食宜忌是饮食调养的基本原则,也是获得好的食疗效果的重要一环。对于失眠患者来说,饮食要定时定量,每餐进食以吃八分饱为宜,晚餐不宜过饱也不宜过少,以防"胃不和则卧不安"。平时饮食以清淡易消化、富有营养为原则,尽可能少食肥腻和辛辣刺激性食物,宜适当多摄入一些富含蛋白质、钙及色氨酸的食物,可有意识地选用一些安神补脑食物,晚睡前忌喝浓茶、浓咖啡等具有兴奋作用的饮料。

五、用于调养失眠的食疗单方有哪些?

咨询:我今年35岁,是政府机关干部,不知为什么近段时间晚上睡觉总是失眠,听说有很多食疗单方能调养失眠,我想试一试,请您告诉我**用于调养失眠的食疗单方有哪些?**

解答:饮食调养是改善睡眠的重要方法之一,确实有很多食疗单方能调养失眠,下面给您介绍几种,供您选用。

方法一

原料:小米100克。

用法:将小米淘洗干净,放入锅中,加入清水适量,武火煮沸后,改用文火煮至米熟粥成即可。每日2次,早、晚食用。

适应证:阴虚内热之失眠心烦。

方法二

原料:大枣5枚,小米100克。

用法:将小米、大枣淘洗干净,一同放入锅中,加入清水适量,武火煮沸后,改用文火煮成稀粥即可。每日2次,早、晚餐食用。

适应证:气血不足、心失所养之失眠。

方法三

原料:水发海参50克,冰糖适量。

用法:将海参洗净放入锅中,加入清水适量,炖至海参熟烂后,入冰糖,再炖片刻即成,早饭前空腹食用。

适应证:肝肾阴虚型、心肾不交型失眠。

方法四

原料:百合100克,莲子25克。

用法:将百合、莲子淘洗干净,一同放入锅中,加入清水适量,武火煮沸后,改用文火煮成稀粥。每日2次,早、晚餐食用。

适应证:虚火内扰之心烦失眠。

方法五

原料:西瓜适量。

用法:将西瓜洗切成片状,随意食用。

适应证:心火内炽、阴虚有热之失眠。

方法六

原料:茼蒿菜、菊花嫩苗各100克。

用法:将茼蒿菜、菊花嫩苗淘洗干净,一同放入锅中,加入清水适量,煮汤。每日2次,分早、晚服用。

适应证:烦热头昏,睡眠不安。

方法七

原料:黄花菜50克,冰糖适量。

用法:将黄花菜浸泡软后,去头、洗净,放入锅中,加入清水适量,武火煮沸后,改用文火再煮10分钟,再加入冰糖,稍煮使冰糖溶化,搅匀即可。每日1次,晚睡前1小时服食。

适应证:阴虚内热之心烦失眠。

方法八

原料:睡莲根 30 克(鲜品加倍)。

用法:将睡莲根洗净,切成小块,放入锅中,加入清水适量,水煎去渣取汁。每日 1 次,晚上睡前服用。

适应证:虚烦失眠。

方法九

原料:生鸡子黄 1 枚。

用法:取开水一杯,兑入鸡子黄,搅匀备用。临睡前先用温水洗脚,然后趁热服下鸡子黄汤。

适应证:失眠。

方法十

原料:海蜇皮 50 克,荸荠 100 克。

用法:将海蜇皮洗净,荸荠去皮洗净、切片,之后一同放入锅中,加入清水适量,文火煮汤。每日 2 次,食海蜇、荸荠并饮汤。

适应证:痰热内扰之失眠。

六、适宜于失眠患者服食的汤羹有哪些?

咨询:我是失眠患者,平时就喜欢喝些汤或羹,昨天听说有些汤羹味道鲜美,并且具有食疗作用,很适合失眠患者服食,我准备试一试,请问**适宜于失眠患者服食的汤羹有哪些?**

解答:确实有些汤羹,味道鲜美,并且具有食疗作用,很适合失眠患者服食,下面介绍一些,供您选用。

(1)天麻甲鱼汤

原料:天麻 18 克,甲鱼 400 克,食盐、味精各适量。

制作:将甲鱼宰杀,去内脏洗净,与天麻一同放入锅中,武火煮沸后,改用文火慢炖,至甲鱼熟烂,加入食盐、味精,再煮 3 分钟即成。

用法:空腹食肉饮汤,每 3 日 1 次。

功效:滋阴养血,补肾健脑。

适应证:失眠。

(2)乌龟百合汤

原料:乌龟肉 250 克,百合 50 克,大枣 10 枚。

制作:将乌龟肉洗净,切成小块,与洗净的百合、大枣一同放入砂锅中,加入清水适量,武火煮沸后,改用文火慢炖至乌龟肉熟烂即可。

用法:食肉喝汤。

功效:滋阴清热,补虚养心,安神。

适应证:阴虚失眠。

(3)虫草甲鱼汤

原料:冬虫夏草 6 枚,甲鱼 400 克,食盐少许,黄酒适量。

制作:先用水煎煮冬虫夏草 3 小时,再加入甲鱼、食盐和适量黄酒,共炖至甲鱼肉熟烂即成。

用法:空腹食甲鱼肉并饮汤,每日 1 次。

功效:补肾强身,养血宁心安神。

适应证:各种肾虚及虚人失眠,对先天发育不良、体弱及老年患者尤其适宜。

(4)荸荠梨肉汤

原料:荸荠、雪梨、猪瘦肉各 100 克,食盐适量。

制作:将荸荠、雪梨洗净,去皮;猪瘦肉洗净,切片。将荸荠、雪梨及肉片一同放入锅中,加入清水适量,武火煮沸后,改用文火慢炖至肉熟汤成,放入食盐调味。

用法:食肉、雪梨、荸荠,并饮汤。

功效:滋阴清热,补肾养肝。

适应证:阴虚内热之失眠。

(5)豆腐鱼头汤

原料:鲤鱼头1个,豆腐200克,芡实25克,芹菜少许,葱花、生姜片、食盐、麻油各适量。

制作:将鲤鱼头洗净,切成小块,放入锅中,加入葱花、生姜片及适量清水,武火煮沸后去泡沫,改用文火慢煮。芡实在热水中浸软去皮,放入鱼头汤锅中,加豆腐及食盐,淋上麻油,再放入少许洗净切碎的芹菜,稍煮片刻即成。

用法:佐餐食豆腐、鱼头肉并饮汤。

功效:滋养健脑。

适应证:神经衰弱失眠。

(6)磁石猪肾汤

原料:磁石50克,酸枣仁20克,猪肾2个,食盐、味精、葱花、生姜片、香油各适量。

制作:将磁石、酸枣仁一同放入砂锅中,水煎40分钟,去渣取汁,再把药汁与洗净去内膜、切成小块的猪肾一同放入锅中,加入食盐、葱花、生姜片和适量清水,文火慢炖,至猪肾熟烂,用香油、味精调味。

用法:每日1次,晚饭时食肉并饮汤。

功效:滋肾平肝,养心安神。

适应证:阴虚火旺型、心肾不交型、肝肾阴虚型失眠。

(7)夜交藤麦豆汤

原料:夜交藤20克,小麦(脱皮)60克,黑豆30克。

制作:将夜交藤洗净,水煎去渣取汁,将药汁和淘洗干净的黑豆、小麦一同放入锅中,再加清水适量,文火煮至小麦黑豆熟烂即成。

用法:每日1剂,食小麦、黑豆,并饮汤。

功效：滋肾养肝，宁心安神。

适应证：各种失眠，对心肾不交型疗效尤好。

(8)茯苓白鸭冬瓜汤

原料：茯苓、麦门冬各30克，白鸭1只，冬瓜(去皮)500克，葱花、生姜丝、食盐、十三香、味精、酱油、香油各适量。

制作：将白鸭宰杀，去毛杂及内脏，洗净；将茯苓、麦门冬用纱布包裹放入鸭腹中。将白鸭入锅中，加入清水适量，武火煮沸后，改用文火炖至鸭肉八成熟，再加入冬瓜(切块)、葱花、生姜丝、十三香、酱油、食盐，继续炖至鸭肉、冬瓜熟烂，用香油、味精调味。

用法：食鸭肉、冬瓜，并饮汤。

功效：清热滋阴，养心安神。

适应证：肝肾阴虚型、阴虚火旺型、肝郁化火型失眠。

(9)桂圆莲枣红糖汤

原料：桂圆肉、莲子各15克，大枣10枚，红糖适量。

制作：将桂圆肉、莲子、大枣分别洗净，一同放入锅中，加入清水适量，武火煮沸后，改用文火炖20~30分钟，盛出后调入红糖即可。

用法：食桂圆、莲子、大枣，并饮汤。

功效：健脾益肾，补气养血，宁心安神。

适应证：心肾不交型、心胆气虚型、心脾两虚型失眠。

(10)当归枸杞羊肉汤

原料：当归15克，枸杞子12克，羊肉(切丝)100克，食盐少许，黄酒150毫升。

制作：将当归、枸杞子用水煎煮40分钟，去渣后加入黄酒、羊肉丝和食盐，共炖至羊肉熟烂即成。

用法：晚饭前空腹食肉饮汤，每日1次。

功效:补肾养血,宁心安神,活血止痛。

适应证:肾虚、血虚失眠,尤其适用于女性患者。

七、适宜于失眠患者服食的药粥有哪些?

咨询:我近段时间晚上睡觉总是辗转反侧,难以入睡,听说有些药粥对改善睡眠大有好处,正好我喜欢喝粥,但不知哪些对失眠有好处,请问**适宜于失眠患者服食的药粥有哪些?**

解答:喜欢喝粥是个好习惯,适宜于失眠患者服食的药粥有很多,下面给您介绍一些,供参考选用。

(1)茺蔚子粥

原料:茺蔚子 10 克,枸杞子 15 克,大米 100 克,白糖适量。

制作:将茺蔚子、枸杞子水煎去渣取汁,将药汁与淘洗干净的大米一同放入锅中,再加入清水适量,武火煮沸后,改用文火煮至米熟粥成,调入白糖即成。

用法:每日 2 次,分早、晚服食。

功效:滋肾养阴,平肝清火。

适应证:心肝火旺型、肝肾阴虚型失眠。

(2)桂圆莲子粥

原料:桂圆肉 15 克,莲子 20 克,大米 100 克,冰糖适量。

制作:将桂圆肉、莲子、大米分别淘洗干净,一同放入锅中,加入清水适量,武火煮沸后,改用文火煮至米熟粥成,调入冰糖即成。

用法:每日 2 次,分早晚温热服食。

功效:益气血,安心神。

适应证:心脾两虚型、心胆气虚型失眠。

(3)女贞桑葚粥

原料:女贞子 15 克,桑葚 18 克,旱莲草 20 克,大米 100 克,冰糖适量。

制作:将3味药分别淘洗干净,一同放入砂锅中,水煎去渣取汁,再将药汁与大米一同煮粥,待米熟粥成,入冰糖使其溶化,调匀即成。

用法:每日2次,分早、晚餐服食。

功效:滋补肝肾,养心安神。

适应证:肝肾阴虚所致之心烦失眠、头晕目眩等。

(4)黄芪合欢粥

原料:黄芪15克,合欢花30克,大米100克,红糖适量。

制作:将黄芪、合欢花分别淘洗干净,一同放入砂锅中,水煎去渣取汁,再把药汁与大米一同煮粥,待米熟粥成,入红糖使其溶化,调匀即成。

用法:每日2次,分早、晚餐服食。

功效:益气养心安神。

适应证:心胆气虚、心失所养之失眠。

(5)地黄枣仁粥

原料:生地、酸枣仁各30克,大米100克。

制作:将酸枣仁捣碎,与生地一同水煎去渣取汁,之后将药汁与淘洗干净的大米共煮成稀粥。

用法:每日1~2次,分早晚温热服食。

功效:滋肾水,清心火,安心神。

适应证:阴虚内热、心血不足之失眠,心悸,心烦。

(6)首乌大枣粥

原料:何首乌30克,大米100克,大枣6枚,红糖适量。

制作:将何首乌放入砂锅中,加入清水适量,水煎去渣取汁,之后把药汁与淘洗干净的大米、大枣一同放入锅中,再加入清水适量,武火煮沸后,改用文火煮至米熟粥成,调入红糖即成。

用法:每日2次,早、晚食用。

功效:滋补肝肾,益气养心。

适应证:肝肾阴虚型、心脾两虚型、心胆气虚型失眠。

(7)八宝鹌鹑蛋粥

原料:枸杞子、薏苡仁、扁豆、莲子、山药、桂圆肉、百合各 10 克,大枣 6 枚,鹌鹑蛋 3 个,大米 100 克,白糖适量。

制作:将枸杞子、薏苡仁、扁豆、莲子、山药、桂圆肉、百合、大枣分别淘洗干净,一同放入锅中,加入清水适量,先用文火煎煮 30 分钟,放入淘洗干净的大米,继续煮至米熟粥成,调入鹌鹑蛋液,再稍煮片刻即可。

用法:每日 2 次,早、晚食用。

功效:补益气血,养心安神。

适应证:体质虚弱、心悸失眠健忘者。

(8)芝麻核桃桑叶粥

原料:黑芝麻、核桃仁各 50 克,桑叶 30 克,大米 100 克。

制作:将桑叶水煎去渣取汁,再把药汁与淘洗干净的大米、研碎的核桃仁及黑芝麻一同放入锅中,加入清水适量,武火煮沸后,改用文火煮粥,至米熟粥成即可。

用法:每日 2 次,分早、晚餐服食。

功效:滋补肝肾,益气养血,宁心安神。

适应证:肝肾阴虚型、心肾不交型、心脾两虚型失眠。

(9)桂圆芡实酸枣粥

原料:桂圆肉、芡实各 20 克,酸枣仁 15 克,大米 100 克,蜂蜜 30 毫升。

制作:将芡实、酸枣仁一同放入砂锅中,加入清水适量,水煎去渣取汁。再将药汁与桂圆肉、淘洗干净的大米一同放入锅中,加清水适量,共煮成粥,食用时调入蜂蜜即可。

用法:每日 2 次,早、晚食用。

功效:补肝肾,养阴血,安心神。

适应证:肝肾阴虚型、心肾不交型、心脾两虚型等虚性失眠。

(10)远志猪心莲米粥

原料:远志30克,莲子20克,猪心1个,大米100克。

制作:将远志、莲子烘干,研为末,猪心洗净、切碎,然后与淘洗干净的大米一同放入锅中,加入清水适量,武火煮沸后,改用文火煮至米、肉熟烂,粥成。

用法:每日2次,早、晚食用。

功效:益肾养心,安神。

适应证:心肾不交型、心脾两虚型失眠。

八、适宜于失眠患者服食的菜肴有哪些?

咨询:我今年42岁,是失眠患者,前天看到报纸上有一位专家介绍可用食疗方调治失眠,我想试一试,但不知道具体的配方,麻烦您告诉我**适宜于失眠患者服食的菜肴有哪些?**

解答:适宜于失眠患者服食的菜肴有很多,下面给您介绍几则常用者,供您选用,希望对调剂您的饮食和改善睡眠有所帮助。

(1)清蒸猪脑

原料:猪脑1个,香菇3个,食盐、鸡汤、葱花、味精各适量。

制作:将香菇泡发后洗净,猪脑去血筋、洗净,备用。将鸡汤倒入汤盆中,加入食盐、味精搅匀,放入猪脑、香菇和葱花,上笼蒸熟即成。

用法:佐餐食用。

功效:益智健脑,补肾养肝。

适应证:失眠健忘、头晕目眩。

(2)玫瑰羊心

原料:玫瑰花8克(鲜品加倍),羊心500克,食盐适量。

制作:将玫瑰花去杂,与食盐一同放入锅中,加入清水适量,水煎 15 分钟,取汁备用。把羊心洗净,切成薄片,串在烤签上(竹签也可),边烤边蘸玫瑰花盐水,直至羊心烤熟即成。

用法:佐餐食用。

功效:疏肝解郁,宁心安神。

适应证:肝气不舒、思虑劳倦引起的失眠。

(3)桑乌炒猪肝

原料:桑葚 15 克,何首乌 20 克,猪肝 250 克,水淀粉、植物油、葱花、生姜丝、酱油、料酒、食盐、味精各适量。

制作:将桑葚、何首乌水煎去渣取汁备用;将猪肝洗净、切片,与水淀粉抖匀备用。炒锅上火,放入植物油,烧热后爆香葱花、生姜丝,入猪肝炒至变色,下药汁及酱油、料酒,至猪肝熟,加食盐、味精调味。

用法:佐餐食用。

功效:益肾养肝。

适应证:肝肾阴虚型失眠。

(4)茭白炒鸡蛋

原料:茭白 150 克,鸡蛋 3 个,葱花、食盐、植物油、味精、鲜汤各适量。

制作:先将茭白去皮、洗净,放入沸水中焯一下捞出,切成小片;将鸡蛋液打入碗中,加入食盐搅匀备用。将炒锅上火,放入植物油,烧热后炸葱花,倒入蛋液炒熟,盛于盘中。接着原锅上火,放入植物油烧热,入茭白片翻炒片刻,加入鲜汤、食盐、味精,稍炒后倒入熟鸡蛋,再一同翻炒几下即成。

用法:佐餐食用。

功效:补气养血,滋阴生津,宁心安神。

适应证:心脾两虚型、心肾不交型以及阴虚火旺型失眠。

（5）骨髓鹌鹑蛋

原料：牛骨髓 50 克，鹌鹑蛋 10 个，料酒、鲜汤、食盐、味精各适量。

制作：将鹌鹑蛋液打入碗中，加入牛骨髓及料酒、食盐、味精和鲜汤，搅拌均匀，上笼用武火蒸 10～20 分钟即可。

用法：每日 2 次，早、晚服食。

功效：滋补肝肾。

适应证：肝肾阴虚、心神失养之失眠。

（6）冬笋炒杞叶

原料：冬笋、水发香菇各 30 克，嫩枸杞叶 100 克，猪油 35 毫升，食盐、味精、白糖各适量。

制作：将冬笋、水发香菇分别洗净切为细丝，嫩枸杞叶择洗干净。炒锅上火，加入猪油，烧至七成热时，放入冬笋、水发香菇略炒，随即加入枸杞叶煸炒颠覆几下，再入食盐、味精、白糖略炒片刻即成。

用法：佐餐食用。

功效：清热养血，益智安神。

适应证：血虚失眠，神经衰弱，气管炎等。

（7）柏子仁炖猪心

原料：柏子仁 15 克，猪心 1 个，食盐、葱段、香油、味精各适量。

制作：将猪心洗净，剖开，柏子仁放入猪心腔中，再将猪心、葱段、食盐一同放入砂锅中，加入清水适量，武火煮沸后，改用文火慢炖至猪心熟烂，用香油、味精调味即可。

用法：食猪心并喝汤。

功效：养心安神，补血润肠。

适应证：阴血亏虚之心悸失眠。

（8）豆腐皮炒海带

原料：豆腐皮 300 克，海带 50 克，植物油、葱花、生姜丝、黄酒、鲜汤、食盐、味精、香油各适量。

制作：将海带放入温水中浸泡 4～6 小时，洗净后切成细丝；豆腐皮洗净，切成细丝。将炒锅上旺火，放入植物油，烧至七成热，入葱花、生姜丝，爆香后下豆腐皮、海带及鲜汤、黄酒、食盐、味精，旺火翻炒片刻，淋上香油，拌匀即成。

用法：佐餐食用。

功效：滋养肝肾，健脾益气，养心安神。

适应证：神经衰弱失眠健忘、神疲乏力。

（9）合欢花蒸猪肝

原料：合欢花（干品）12 克，猪肝 100 克，食盐少许。

制作：将合欢花放碟中，加清水少许，浸泡 4～6 小时，再将猪肝洗净切片，同放碟中，加食盐少许调味，隔水蒸熟即成。

用法：佐餐食用猪肝。

功效：疏肝理气，养肝安神。

适应证：更年期失眠。

（10）佛手番茄炖豆腐

原料：佛手 15 克，番茄 100 克，豆腐 250 克，食盐、味精、植物油各适量。

制作：先将佛手洗净，水煎去渣取汁；豆腐、番茄分别洗净，切成小块备用。锅烧热，放入植物油，待油热后先煎豆腐，再放入番茄、药汁，加入食盐、清水，炖至汤成时，用味精调味即可。

用法：每日 2 次，食豆腐番茄并饮汤。

功效：清热养阴，疏肝理气。

适应证：肝郁化火型、肝气郁滞型失眠。

九、适宜于失眠患者饮用的药茶有哪些？

咨询：我今年 27 岁，平时喜欢饮茶品茶，近段时间晚上睡觉总是失眠，听说有些药茶能调养失眠，但不清楚是哪些，请您告诉我**适宜于失眠患者饮用的药茶有哪些？**我想试试。

解答：有些药茶适量饮用确实能调养失眠，改善睡眠，下面介绍一些适宜于失眠患者饮用的药茶，您可根据自己的情况选择饮用。

（1）安神茶

原料：半夏 6 克，茯苓 9 克，酸枣仁 30 克，黄连 3 克。

制作：将半夏、茯苓、酸枣仁、黄连分别加工成粗末，之后一同放入茶杯中，用适量沸水冲泡，加盖闷 10 分钟即可。

用法：每日 1 剂，代茶饮用。

功效：安神助眠。

适应证：神经衰弱失眠。

（2）豆麦茶

原料：黑豆 30 克，浮小麦 40 克，莲子 7 个，大枣 10 枚。

制作：将黑豆、浮小麦、莲子、大枣分别淘洗干净，之后一同放入砂锅中，加入清水适量，水煎去渣取汁即可。

用法：每日 1 剂，晚饭后代茶饮用。

功效：健脾养心，养血安神。

适应证：虚烦不眠，夜寐盗汗，神疲乏力，记忆力减退，心悸健忘等。

（3）双子茶

原料：枸杞子 15 克，女贞子 12 克。

制作：将枸杞子、女贞子分别淘洗干净，之后一同放入茶杯中，用适量沸水冲泡，加盖闷 10 分钟即可。

用法:每日 1~2 剂,代茶饮用。

功效:益肝肾,安心神。

适应证:肝肾阴虚之失眠。

(4)花生叶茶

原料:干花生叶 10 克。

制作:将干花生叶加工成粗末,放入茶杯中,用适量沸水冲泡,加盖闷 10 分钟即可。

用法:每日 1 剂,代茶饮用。

功效:宁心安神。

适应证:心神不宁之心悸、心烦、失眠。

(5)莲子甘草茶

原料:莲子花 2 克,生甘草 3 克。

制作:将莲子花、生甘草一同放入茶杯中,用适量沸水冲泡,加盖闷 10 分钟即可。

用法:每日 1 剂,代茶饮用。

功效:清心泻火,除烦安神。

适应证:心火内炽之烦躁失眠。

(6)莲心枣仁茶

原料:莲子心 5 克,酸枣仁 15 克。

制作:将莲子心、酸枣仁(捣碎)一同放入茶杯中,用适量沸水冲泡,加盖闷 10 分钟即可。

用法:每日 1 剂,晚饭后代茶饮用。

功效:宁心安神助眠。

适应证:心火亢盛之失眠。

（7）山楂菊花茶

原料：菊花15克，山楂20克，冰糖适量。

制作：将菊花、山楂分别淘洗干净，放入砂锅中，水煎去渣取汁，再把冰糖放入药汁中搅拌，使其完全溶化即可。

用法：每日1剂，代茶饮用。

功效：疏风清热，活血化瘀，养血安神。

适应证：肝郁化火型、阴虚火旺型失眠。

（8）灯心竹叶茶

原料：灯心草5克，鲜竹叶30克。

制作：将灯心草、鲜竹叶分别洗净，加工成粗末，之后一同放入茶杯中，用适量沸水冲泡，加盖闷10分钟即可。

用法：每日1剂，代茶饮用。

功效：清心安神。

适应证：心火内炽之心烦失眠。

（9）杞子莲子心茶

原料：枸杞子20克，莲子心3克。

制作：将枸杞子、莲子心一同放入茶杯中，用适量沸水冲泡，加盖闷10分钟即可。

用法：每日1剂，代茶饮用。

功效：清心火，除烦热，安心神。

适应证：失眠，对心肾不交型、阴虚火旺型以及肝肾阴虚型患者尤为适宜。

（10）酸枣桂圆糖茶

原料：桂圆肉15克，酸枣仁20克，白糖适量。

制作：将桂圆肉、酸枣仁（捣碎）一同放入砂锅中，加入清水适量，水煎去渣取汁，之后将白糖加入药汁中，搅拌使白糖溶化即可。

用法:每日 1 剂,晚睡前饮用。

功效:益肝肾,养阴血,安神助眠。

适应证:失眠。

十、适宜于失眠患者饮用的保健酒有哪些?

咨询:我今年 43 岁,近段时间晚上睡觉总是辗转反侧,难以入睡,同时还经常早醒,听说有些保健酒能调养失眠,准备试一试,我想知道**适宜于失眠患者饮用的保健酒有哪些?**

解答:有些保健酒适量饮用确实能改善睡眠,调养失眠,下面介绍一些适宜于失眠患者饮用的保健酒,供您参考。

(1)桂圆酒

用料:桂圆肉 250 克,白酒适量。

制法:将桂圆肉洗净切碎,装入瓷器中,加入白酒,浸泡 15 ~ 20 天即成。

用法:每次 10 ~ 20 毫升,每日 2 次,早晚饮用。

功效:补虚扶正,养血安神。

适应证:气血不足,身体虚弱引起的失眠、健忘、心悸、神经衰弱等。

(2)阳春酒

用料:熟地 15 克,人参、白术、当归、天冬、枸杞子各 9 克,柏子仁、远志各 7 克,白酒 2500 毫升。

制法:将上药洗净、研碎,装入纱布袋中,之后再放入瓷罐中,加入白酒,浸泡 10 ~ 15 天,取出药袋即成。

用法:每次 20 毫升,每日 2 次,早晚饮用。

功效:健脾和胃,补气养血,安神定志。

适应证:身体虚弱,气血不足引起的神疲乏力,头晕心悸,睡眠不安。

（3）养神酒

用料：熟地 90 克，枸杞子、茯苓、莲子、山药、当归各 60 克，大茴香、木香各 15 克，薏苡仁、酸枣仁、续断、麦冬各 30 克，丁香 6 克，桂圆肉 240 克，白酒 10000 毫升。

制法：将茯苓、山药、薏苡仁、莲子制成细末，之后与其余药物一同装入纱布袋中，以白酒浸于罐内封固，隔水煮到药浸透，取出静置数日即成。

用法：每次 10~20 毫升，每日 2 次，早晚饮用。

功效：安神定志，益肾通阳。

适应证：肾之阴阳两虚所致的失眠多梦，健忘。

（4）长生酒

用料：枸杞子、茯神、生地、熟地、山茱萸、牛膝、远志、五加皮、石菖蒲、地骨皮各 18 克，米酒 2000 毫升。

制法：将上药研碎，装入纱布袋中，放入酒坛中，再加入米酒，密闭浸泡半月即成。

用法：每次 10~20 毫升，每日 1 次，晨起饮用，不可过饮。

功效：补肝肾，益精血，强筋骨，安心神。

适应证：身体虚弱，腰膝酸软，心悸健忘，须发早白，夜寐不安。

（5）麦冬补心酒

用料：麦冬 60 克，柏子仁、茯苓、当归、生地各 30 克，桂圆肉 50 克，米酒 2500 毫升。

制法：将上药研碎，装入纱布袋中，放入酒器内，倒入米酒，加盖密闭浸泡 1 个月，启封后过滤去渣即可。

用法：每次 20~30 毫升，每日 2 次，早晚饮用。

功效：补血养心，益阴安神，健身养颜。

适应证：心阴不足引起的心烦心悸，神经衰弱，失眠健忘，多梦倦怠，容颜憔悴等。

（6）龙桂养血安神酒

用料：龙眼肉 300 克，桂花 120 克，白糖 240 克，白酒 4000 毫升。

制法：将龙眼肉、桂花、白糖放入盛酒的容器中，密闭浸泡 1 个月以上（时间越久越佳），取上清酒液即可。

用法：每次 20～30 毫升，每日 2 次，早晚饮用。

功效：健脾养心，益智安神，滋补气血。

适应证：用脑过度，精神不振，面色萎黄，失眠健忘，心悸怔忡等。

十一、运动锻炼是改善睡眠的有效方法吗？

咨询：我刚参加工作，近段时间晚上总是失眠，医生让我保持良好的心态和稳定的情绪，并应积极参加运动锻炼，说运动锻炼能改善睡眠，请问**运动锻炼是改善睡眠的有效方法吗？**

解答：这里首先告诉您，适当的运动锻炼确实能帮助睡眠，是改善睡眠的有效方法。运动锻炼也称运动疗法、体育疗法或医疗体育，是指运用体育运动的各种形式预防和治疗疾病的方法。运动锻炼最大的特点就是患者积极主动地参与，它充分调动患者自身的主观能动性，发挥内在的积极因素，通过机体局部或全身的运动，以消除或缓解病理状态，恢复或促进正常功能。

运动疗法好比一帖良方，运动可在一定程度上代替药物，但所有的药物却不能代替运动，运动使生活充满活力和朝气，运动锻炼有助于疾病的康复。生命在于运动，一个健康的人，首先要有健康的体魄，并保持心理的平衡，而运动便是人类亘古不变的健康法宝。原始时代人们为了防止野兽的侵袭和伤害，需要在运动中强壮身体，增长技能；古人为了祛病延年发明了易筋经、八段锦、五禽戏等运动方法；而如今许多长寿老人，他们的健康之道仍旧是坚持运动锻炼。

运动和睡眠有着密切的关系，运动锻炼是改善睡眠的有效方法。运动锻炼时,来自肌肉和关节神经感受器的冲动传到中枢神经系统,可刺激神经系统的活动。运动能调节大脑皮质功能,缓和紧张的情绪,改善睡眠,减轻失眠患者头痛头晕、心烦急躁等症状。所以在失眠的治疗中,运动往往是医生建议采用的一项有效措施。

十二、运动锻炼对失眠有何作用?

咨询:我今年22岁,大学刚毕业,近段时间时常失眠,我知道运动锻炼的重要性,也明白运动锻炼能改善睡眠,想进一步了解运动锻炼的作用,请问**运动锻炼对失眠有何作用?**

解答:适当的运动锻炼对失眠患者来说十分重要,运动锻炼确实能改善睡眠。美国著名医学家怀特曾说:"运动是世界上最好的安定剂。"科学研究表明,15分钟轻快的散步后,放松神经肌肉的效果胜于服用400毫克甲丙氨酯(眠尔通)。

运动锻炼调养失眠的作用是综合的。坚持适宜的运动锻炼能促进机体血液循环和新陈代谢,改善组织器官的营养状态。运动锻炼可使管理肌肉运动的脑细胞处在兴奋状态,使管理思维的脑细胞得到休息,有利于缓解脑力疲劳,改善中枢神经系统的功能,提高大脑皮质细胞兴奋和抑制相互转化的能力,使兴奋与抑制过程趋于平衡。

心情抑郁、焦虑往往是失眠发生和发展的重要因素,适度的运动锻炼具有心理调节作用。近年来神经心理学家通过实验证明,肌肉紧张与人的情绪状态有密切关系,不愉快的情绪通常和骨骼肌肉及内脏肌肉收缩的现象同时产生,而运动能使肌肉在一张一弛的条件下逐渐放松,有利于解除肌肉的紧张状态,从而减少不良情绪的发生。运动锻炼过程可使人产生欣快和镇定感,可消除疲劳,使人心情舒畅,具有娱乐性,同时还增强了体质,产生了成就感。适当的运动锻炼能改变失眠患者的精神面貌,解除神经、精神疲劳,消除焦虑、易怒、紧张等情绪,使之保持良好的情绪,削弱心理因素对失眠的影响,有助于改善睡眠,消除头晕头痛、心烦急躁、心悸健忘等自觉症状。

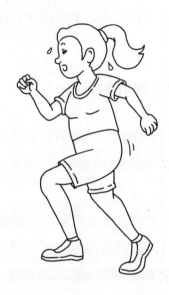

十三、失眠患者在进行运动锻炼时应注意些什么?

咨询:我今年35岁,是失眠患者,我知道运动锻炼的重要性,听说失眠患者的运动锻炼并非是随意的,有很多需要注意的地方,请问**失眠患者在进行运动锻炼时应注意些什么?**

解答:适当的运动锻炼确实能改善睡眠,有助于失眠的治疗和康复,但正像您所听说的那样,失眠患者的运动锻炼并非是随意的,无限制的,有很多需注意的地方。为了保证运动锻炼的安全有效,避免不良事件发生,失眠患者在进行运动锻炼时,应注意以下几点:

(1)选择适宜的运动方法:适宜于失眠患者运动锻炼的种类和项目很多,有散步、慢跑、体操、太极拳、八段锦、易筋经,以及打门球、乒乓球、羽毛球及爬山、游泳等。失眠患者可根据自己的年龄、体质、环境的不同,选用适当的运动锻炼方法。运动要以有氧运动为主,有氧运动可提高大脑皮质的兴奋性,调节大脑皮质功能,是失眠症较理想的调节方式,但应对运动量进行控制,不能过量。运动过程要尽量放松身心,不要受情绪的影响。

(2)掌握适当的运动时间:每天进行运动锻炼的时间可以灵活掌握,不刻意固定。由于机体活动后的疲劳,需要以睡眠恢复来补偿,所以锻炼的时间以下午4~5时或晚间9时以前为宜,锻炼后若能用温水泡脚并按摩,然后喝一小杯温牛奶,对防治失眠颇具功效。研究还表明,对于经常失眠的人,要想晚上睡得好,适量运动锻炼固然有帮助,但睡觉前剧烈运动会影响睡眠,而在黄昏时运动锻炼有助于睡眠。临睡前的过量运动,会令大脑兴奋,不利于提高睡眠质量。但临睡前做一些轻微运动,可以促进体温升高,当身体微微出汗时,随即停止,这时体温开始下降,在30~40分钟后睡觉,人将很容易进入深度睡眠,从而提高睡眠质量。

(3)做好体检和运动防护:在进行运动锻炼前要做好身体检查,了解健康状况,排除隐匿之痼疾,严防有运动锻炼禁忌证者进行锻炼。要注意自我防护,防止意外事故发生。骨质有破坏性改变,感染性疾患,年老体弱,心肺功能不全,有内固定物植入,以及手术后早期者均不宜进行运动锻炼。要了解所选运动项目的注意事项及禁忌证,最好在医生的指导下进行。

(4)掌握循序渐进的原则:运动锻炼要掌握循序渐进的原则,开始时运动量不要过大,应以不引起疲劳、紧张、兴奋为宜,要根据情况逐渐增加运动量和运动时间。运动锻炼贵在坚持,决不可半途而废,应该每天进行,长期坚持,并达到一定的强度,这样才能有良好的锻炼效果。希望短期内就有明显疗效,或是三天打渔、两天晒网,都不会达到应有的效果。

(5)注意与其他疗法配合:运动锻炼只是失眠综合治疗的一部分,显效较慢,作用较弱,有一定的局限性。在临床中,除进行运动锻炼外,还应注意消除病因,合理安排日常生活,劳逸结合,培养乐观的精神,并应注意与药物治疗、按摩疗法、针灸治疗以及饮食调养等治疗调养方法互相配合,以利提高临床疗效。

切不可一味地进行运动锻炼而忽视了其他治疗方法。

十四、如何用散步改善睡眠？

咨询：我是失眠患者，知道运动锻炼的重要性，也明白散步是一项简单有效、不受环境条件限制的运动锻炼方式，但是不清楚失眠患者应当怎样散步，请问**如何用散步改善睡眠？**

解答：散步对失眠患者十分有益，您可以根据自己的情况坚持进行散步锻炼。俗话说，"饭后三百步，不用上药铺""饭后百步走，能活九十九""每天遛个早，保健又防老"。唐代著名医家孙思邈也精辟地指出："食毕当行步，令人能饮食、灭百病。"可见散步是养生保健的重要手段。散步是一项简单而有效的锻炼方式，也是一种不受环境、条件限制，人人可行的保健运动。

每天坚持在户外进行轻松而有节奏的散步，可促进四肢及脏器的血液循环，增加肺活量和心输出量，改善微循环，加强胃肠道的蠕动和消化腺的分泌，调节神经系统功能，促进新陈代谢。同时，散步还可调畅情志，解除神经、精神疲劳，使人气血流畅，脏腑功能协调。失眠患者每日坚持散步，能调整大脑的兴奋和抑制过程，改善睡眠。

散步容易做到，但坚持下来却不容易，散步虽好也须掌握要领，散步应注意循序渐进、持之以恒。散步前应使身体自然放松，适当活动肢体，调匀呼吸，然后再从容展步。散步时背要直，肩要平，精神饱满，抬头挺胸，目视前方，步履轻松，犹如闲庭信步，随着步子的节奏，两臂自然而有规律地摆动，在不知不觉中起到舒筋活络、行气活血、安神宁心、祛病强身的效果。失眠患者应根据个人的体力情况确定散步速度的快慢和时间的长短，散步宜缓不宜急，宜顺其自然，而不宜强求，以身体发热、微出汗为宜。散步的方法有普通散步法、快速散步法以及反臂背向散步法等多种，失眠患者一般可采用普通散步法，即以每分钟60～90步的速度，每次散步15～40分钟，每日散步1～2次。

散步何时均可进行,但饭后散步最好在进餐 30 分钟以后,对失眠患者来说,选择在清晨、黄昏或睡前散步均较适宜。在场地的选择上,以空气清新的平地为宜,可选择公园之中、林荫道上或乡间小路等,不要到车多、人多或阴冷、偏僻之地去散步。散步时衣服要宽松舒适,鞋要轻便,以软底鞋为好,不宜穿高跟鞋、皮鞋。

十五、如何用慢跑改善睡眠?

咨询:我今年 40 岁,是机关干部,这些年来一直坚持早晨跑步,近段时间我晚上睡觉总是失眠,听说失眠患者很适合慢跑,但跑步有一定要求,请您告诉我**如何用慢跑改善睡眠?**

解答:的确,慢跑能改善睡眠,失眠患者很适合慢跑。慢跑的好处众所周知,慢跑是近年来广泛流行的锻炼项目,它简便易行,无需场地和器材,老幼皆宜,是人们最常用的防病健身手段之一。慢跑时大量的肌群参加运动,其供氧量比静止时多 8 ~ 10 倍,呼吸加快、加深,能使心脏和血管得到良性刺激,加强肺活量,增加气体交换,有效地增强心肺功能,增强机体抗病能力。通过适当的慢跑,还能提高机体代谢功能,促进胃肠蠕动,增强消化功能,消除精神疲劳,使人精神焕发,并可调整大脑皮质的兴奋与抑制过程,帮助睡眠,这对改善睡眠、保持正常睡眠是十分重要的。因此,慢跑也是失眠患者常用的祛病健身方法。

慢跑前要进行身体检查,严防有慢跑禁忌证者进行慢跑。慢跑中若出现呼吸困难、心悸胸痛、腹痛等症状,应立即减速或停止跑步,必要时可到医院检查诊治。慢跑时应稍减一些衣服,做 3 ~ 5 分钟的准备活动,如活动活动脚、踝关节及膝关节,伸展一下肢体或做片刻徒手体操,之后由步行逐渐过渡到慢跑。慢跑时的正确姿势是全身肌肉放松,两手微微握拳,上身略向前倾,上臂和前臂弯曲成 90° 左右,两臂自然前后摆动,两脚落地要轻,呼吸深长而均匀,与步伐有节奏的配合,一般应前脚掌先落地,并用前脚掌向后蹬地,以产生向上向前的反作用,有节奏地向前奔跑。采用慢跑运动进行锻炼时,要有一个逐渐适应的过程。慢跑通常应先从慢速开始,等身体各组织器官协调适应后,可以放开步伐,用均匀的速度行进。慢跑时应以不气喘、不吃力,两人同跑时可轻松对话为宜。慢跑的距离起初可短一些,要循序渐进,可根据自己的具体情况灵活掌握慢跑的速度和时间,运动量以心率每分钟不超过 120 次,全身感觉微热而不感到疲劳为度。慢跑的速度一般以每分钟 100 ~ 120 米为宜,时间可控制在 10 ~ 30 分钟。在慢跑即将结束时,要注意逐渐减慢速度,使生理活动慢慢缓和下来,不可突然停止。慢跑后可做一些整理活动,及时用干毛巾擦汗,穿好衣服。

对失眠患者来说,慢跑宜在早晨或傍晚进行。不要在饭后立即跑步,也不宜在跑步后立即进食。慢跑应选择在空气新鲜、道路平坦的场所,不宜在车辆及行人较多的地方跑步,并应穿大小合适、厚度与弹性适当的运动鞋。

十六、怎样练习安神助眠操?

咨询:我今年 43 岁,是失眠患者,吃了好多中西药疗效都不太好,昨天从报纸上看到坚持练习安神助眠操能调养失眠,我想试试,但不知道怎么练习,请问**怎样练习安神助眠操?**

解答:安神助眠操具有安神助眠之功效,坚持练习可消除失眠者心烦急躁、头晕头痛等自觉症状,改善睡眠。此操分举双臂运动、举肩肘运动、全身肌肉调节运动、头颈部肌肉调节运动、下肢肌肉调节运动、腰背肌肉调节运动、腹肌调节运动以及卧位全身肌肉放松共 8 节,下面给您介绍具体练习方法。应当注意的是此操应于晚上睡觉前练习,练习时应注意排除杂念和其他干扰。

(1)举双臂运动

预备姿势:双脚自然站立,双臂自然下垂于体侧,两眼平视前方。

做法:双臂前平举,双手用力握拳,使上肢肌肉收缩,同时吸气;然后呼气,双臂下垂并做前后摆动,使双臂及肩部肌肉高度放松。可反复练习 6 ~ 9 次。

（2）举肩肘运动

预备姿势：双脚平行站立，距离与肩等宽，双臂自然下垂于体侧，全身放松。

做法：双臂屈肘平举，双手握拳置于胸前，用力使肩部、双臂的肌肉紧张，同时吸气；然后呼气，双臂放下，放松肌肉。可反复练习 6~9 次。

（3）全身肌肉调节运动

预备姿势：双脚自然站立，双腿并拢，双臂自然下垂于体侧，双手十指交叉互握。

做法：双脚跟踮起，双手掌心向上举至头顶，使全身肌肉收缩，同时吸气；然后双手放下，全身肌肉尽量放松，自然呼气。可反复练习 6~9 次。

（4）头颈部肌肉调节运动

预备姿势：坐位，双手互握置于头枕部。

做法：头用力后抑，双手用力向前对抗，下颌用力内收，使肌肉收缩，同时吸气；然后头颈、手全部放松，呼气。反复练习 6~9 次后，用双手上下擦脸正、侧面及耳后各 10 次。

（5）下肢肌肉调节运动

预备姿势：坐位，双手置于双膝上。

做法：双手用力压大腿，双脚用力踩地面，使下肢股骨紧张，同时吸气；然后下肢及上臂肌肉放松，同时呼气。可反复练习 6~9 次。

（6）腰背肌肉调节运动

预备姿势：床上仰卧位，双手叉腰。

做法：双侧肘臂往下按，背、腰部挺起，使腰背肌紧张，同时吸气；然后两臂放松，腰背放松、落下，同时呼气。可反复练习 6~9 次。

（7）腹肌调节运动

预备姿势：床上仰卧位，双手十指交叉置于脑后。

做法：稍抬头，使腹肌紧张，同时吸气；然后头垂下，腹肌放松，同时呼气。

可反复练习6~9次后,双手重叠放置腹部,沿顺时针方向按摩3~5分钟。

(8)卧位全身肌肉放松

预备姿势:仰卧位,双手放于身体两侧。

做法:通过默念"放松,感觉很舒服",使全身肌肉放松,情绪逐渐平静。

十七、如何用增强记忆力操改善睡眠?

咨询:我近段时间晚上睡觉总是辗转反侧,难以入睡,医生让我服用镇静药,我担心有副作用,听说增强记忆力操能改善睡眠,我想试一试,请问**如何用增强记忆力操改善睡眠?**

解答:增强记忆力操又称单侧体操,它是通过左侧肢体运动来达到发挥大脑右半球功能和协调大脑左、右半球功能平衡的目的,可改善脑细胞功能,明显增强记忆力。日本产业教育研究所曾将此法广泛应用于学校、科研机构,获得了较好的效果。增强记忆力操可用于神经衰弱、失眠健忘、记忆力减退、用脑疲劳等亚健康人群的自我调养,坚持练习对改善睡眠和调养失眠大有好处,您不妨练习一段时间试一试,下面给您介绍具体练习方法。

(1)握拳举臂:全神贯注地站着,左手紧紧握拳,左腕用力,弯臂,慢慢地上举,再回到原来的姿势。如此重复进行8次。

(2)仰卧抬腿:仰卧位,左腿伸直上抬,然后将上抬的腿倒向左侧(但不碰到床面),再按相反的顺序回到原来的姿势。如此重复进行8次。

(3)单举左臂:站立位,左臂向左侧平举,再将左臂上举,头不动,接着按相反的顺序回到原来的姿势。如此重复进行8次。

(4)左侧倾身:身体从直立姿势向左侧倾倒,用左手和右脚尖支撑身体,左臂伸直支撑,身体倾斜,笔直横卧,弯左膝后起身,回到原来的姿势。如此重复进行8次。

(5)俯卧撑身:俯卧位,跷起脚尖,像俯卧撑样,用手掌和脚尖支撑身体,弯臂,同时将左腿抬高,右臂尽可能不用力,慢慢地重复屈伸手臂。争取做 8 次。

十八、如何练习睡前保健操?

咨询:我患失眠已经很长一段时间了,昨天从电视上看到睡前保健操简单易行,能调养失眠,我想坚持练习一段时间,但不清楚具体练习方法,请您告诉我**如何练习睡前保健操?**

解答:睡前保健操分甲端摩头、双掌搓耳、双掌搓面、搓摩颈肩、推摩胸背、掌推双腿、交换搓脚以及叠掌摩腹共 8 节,具有促进机体代谢、防衰老、通血脉、助睡眠等作用,睡前坚持练习对改善睡眠、防病益寿有积极的作用,失眠患者宜坚持练习。下面是具体练习方法。

(1)甲端摩头:两手食指、中指、环指弯曲成 45°,用指甲端以每秒钟 8 次的速度往返按摩头皮 1~2 分钟。此法可加强头部供血,增强血液循环,加速入眠。

(2)双掌搓耳:两掌拇指侧紧贴耳前下端,自下而上,由前向后用力搓摩双耳 1~2 分钟。此法可疏通经络,清心安神,防止听力减退。

(3)双掌搓面:两手掌面紧贴面部,以每秒钟 2 次的速度用力缓缓搓面部所有部位,时间为 1~2 分钟。此法可疏通头面经脉,促睡防皱纹。

(4)搓摩颈肩:用两手掌以每秒钟 2 次的速度用力交替搓摩颈肩部肌群,重点在颈后脊柱两侧,时间为 1~2 分钟。此法可缓解疲劳,预防颈肩病痛。

(5)推摩胸背:用两手掌面拇指指侧,以每秒钟 2 次的速度,自上而下用力推摩后背和前胸,重点在前胸和后腰部,共约 2 分钟。此法可强心、健腰,疏通脏腑经脉。

(6)掌推双腿:两手相对,紧贴下肢上端,以每秒钟 1 次的频率,由上而下顺推下肢 1 分钟,再以此方法顺推另一下肢 1 分钟。此法可解除下肢疲劳,疏通经络气血。

（7）交换搓脚：先用右脚掌心搓摩左脚背所有部位，再用左脚掌心搓摩右脚背所有部位，然后用右脚跟搓摩左脚心，用左脚跟搓摩右脚心，共 2～3 分钟。此法可消除双足疲劳，疏通经络气血。

（8）叠掌摩腹：两手重叠紧贴腹部，以每秒钟 1～2 次的速度，持续环摩腹部所有部位，重点在脐周围，共 2～3 分钟。此法可强健脾胃，促进消化吸收。

睡前保健操宜在晚睡前练习，施法时需闭目静脑，心绪宁静，舌尖轻抵上腭，肢体充分放松，前 7 法可采用坐位练习，最后一法可仰卧操作。施法时双手应紧贴皮肤操作，渗透力越强其效果越好。练习一遍此操一般需 12～18 分钟，年老体弱者可练习 12 分钟左右，年轻体壮者时间可相应延长。练习后肢体轻松，可安然入眠。

十九、怎样练习卧床安眠保健操？

咨询：我今年 36 岁，不知为什么近段时间晚上睡觉总是失眠，想了好多办法都不太管用，听说卧床安眠保健操能改善睡眠，我想练习一段时间，请问**怎样练习卧床安眠保健操？**

解答：卧床安眠保健操宜于晚上睡觉前进行，若能每晚睡觉前坚持练习，确实能消除疲劳，调节身心，恢复正常睡眠，您不妨坚持练习一段时间试一试，下面是具体练习方法。

（1）生津叩齿：先静心凝神，然后用舌尖轻抵上腭，轻轻舔上腭，等津液增多后再缓缓咽下，反复数次。稍停片刻，将牙齿上下合齐，先叩侧齿 18 次，再叩前齿 18 次。

（2）旋睛鸣鼓：双眼球顺时针旋转 8 次，向前注视片刻，再逆时针旋转 8 次，然后双眼紧闭片刻，再睁开。双手掌紧掩耳门，十指掩后脑，将食指叠中指上，轻轻弹击脑后，左右各 8 次。

（3）引颈摩椎：仰卧，十指交叉，托住后脑，引颈缓缓伸向前下方，以下颌抵近前胸为宜,连续做 8 次;然后头部分别向左右两侧转动,以转到最大限度为宜,各做 8 次。接着取侧卧位,先左侧卧位,将右手拇指和食指分开,沿着腰椎由上而下,反复推摩 8 次;再右侧卧位,将左手拇指和食指分开,按上述方法反复推摩 8 次。

(4)耸肩扩胸:上肢屈臂握拳,双肩用力向上耸起,然后缓缓放下,连续做 8 次。然后双手向前伸直,手掌向外稍向左右拉开,同时扩胸,以胸、肩部有舒适感为度,连续做 8 次。

(5)按肚摩腹:仰卧,下肢略分开,将左右手按于腹部两侧,先以掌心顺时针方向按摩 16 转,再按上述方法逆时针方向按摩 16 转。然后两手相叠,在脐周按摩,一圈一圈地逐渐扩大,方法同上。按摩的手法以略有轻微下压,感觉舒适为度。

(6)吐纳提肛:仰卧,全身放松,双手重叠放在小腹部,先吸气,同时腹部陷下,肛门收缩上提,持续约 5 秒钟;然后呼气,腹部鼓起,同时肛门放松。如此反复做 16 次。

(7)翘足提踵:仰卧,下肢伸直,用力使足尖缓缓翘起,以足背有紧绷感为度。如此连续做 8 次。

做操结束后,宜闭目养神,以诱导入眠。

二十、怎样用浴巾推按法改善睡眠?

咨询:我患失眠已经很长一段时间了,听说晚上洗浴完毕用浴巾或毛巾推擦按摩身体能帮助睡眠,我想试一试,但不知道具体操作方法,请您告诉我**怎样用浴巾推按法改善睡眠?**

解答:浴巾推按法就是在沐浴或洗浴完毕,用浴巾或毛巾推擦按摩身体,以促进睡眠的一种按摩方法。此法通常在晚上睡觉前进行,坚持应用确实有改善睡眠之功效,下面给您介绍操作部位和方法。

（1）胳膊：首先右手持手巾,摩擦左臂,外侧从肩部至手腕部,内侧从腋下至手腕部,上下来回摩擦。外侧用力要强,往返摩擦 12 次,内侧用力稍弱些,往返摩擦 8 次。然后把毛巾换给左手,用同样的方法摩擦右臂。

（2）大腿：右手持毛巾摩擦右腿,左手持毛巾摩擦左腿,从右侧大腿开始,前面用力要强些,往返 12 次,后面用力稍弱些,往返 8 次。

（3）小腿：站立姿势,向前弯腰,右手持毛巾摩擦右小腿,左手持毛巾摩擦左小腿,前面从膝至脚面,后面从腘窝至脚跟,前面用力要强些,往返 12 次,后面用力稍弱些,往返 8 次。

（4）脚面：先擦脚面,身体下蹲或取坐位,左手摩擦右脚面,右手摩擦左脚面,用力要强,往返 12 次,再擦脚心,方法同上,先右后左,用力要弱,往返 8 次。

（5）腹部：取站立位,用右手持毛巾,自肚脐周围开始做顺时针方向旋转摩擦,先以小圈旋转摩擦,后逐渐增大,扩大至整个腹部,用力要适中,然后减弱用力,做逆时针方向旋转摩擦,从大圈开始逐渐缩小至脐周围。

（6）胸部：在胸部竖划三条等距离线,即正中线和两条过乳头的乳中线,首先从右侧乳中线开始做上下摩擦,用力要稍弱些,然后依次摩擦正中线和左侧乳中线,每条线摩擦 8 次。

（7）后背：先进行斜擦,与洗涤时的动作完全相同,拉住浴巾的两端摩擦后背,右手在右肩上方,左手在左肋下方,两手用力拉毛巾,摩擦受力点从右肩附近开始,渐渐移至臀部附近,用力要强,往返 20 次。做完斜擦后再做直擦,两手拉毛巾两端,尽量使毛巾在背部做上下垂下摩擦,摩擦到整个背部,用力比斜擦要稍弱些,往返 10 次。

（8）颈项部：颈项部有许多要穴,在此部位按摩对健脑安神十分重要。操作时将毛巾的正中部分搭于项后,双手分别拉住毛巾的两端,左右交替拉动,用力要弱些,往返 12 次。使整个颈项及两侧都得到按摩,在按摩过程中时而用毛巾轻轻拍打几下项后,可以加强安眠效果。

二十一、如何通过睡前捶背调养失眠？

咨询：我以前就经常腰酸背痛，近段时间晚上睡觉又出现了失眠，听说晚上睡前捶背不仅能缓解腰酸背痛，还能调养失眠，我想试一试，麻烦您告诉我**如何通过睡前捶背调养失眠？**

解答：捶背简单易行，还不受时间的约束，睡上临睡前捶背不仅能缓解腰酸背痛，还能助人心神安宁，催人入睡，是调养失眠的良方之一，尤其适合于经常伏案工作、伴有腰酸背痛的失眠患者使用。下面给您介绍捶背的方法。

晚上睡前站着、坐着或躺着捶背都可以，可自己捶打，也可以在夫妇间进行或由其他人捶打，通过捶背，能调节神经系统功能，改善血液循环，提高机体免疫水平，缓解腰酸背痛，调治失眠等，有助于延年益寿。捶背通常有拍法和击法两种，均应沿脊柱两侧进行，手法宜轻不宜重，力求动作协调、节奏均匀、着力富有弹性，如此自上而下或自下向上轻拍轻叩。捶背的速度以每分钟 60～100 次为宜，以感觉舒适不痛为度，通常每次捶背的时间以 10 分钟左右为好。

为了保证捶背安全有效，避免不良事件发生，在捶背时应注意以下几点：一是应握空心拳，不要把力量用在握拳上；二是捶打速度要快慢适中，刚柔相济，捶击的力度以能使身体震动而不感到疼痛为宜；三是精神紧张、情绪激动可用轻而缓和手法，此法能缓解肌肉和神经紧张，如精神不振、倦怠乏力可用强而快的手法，此法能使肌肉紧张、神经兴奋；四是要掌握捶背的适应证，严防有禁忌证的失眠患者进行捶背，对于患有严重心脏病、尚未明确诊断的脊椎病变及肿瘤患者等，均不要捶背，以防加重病情或发生意外。

二十二、如何用甩手锻炼改善睡眠？

咨询：我们科室的李主任，前些年患失眠，是通过甩手锻炼调理好的，我近段时间也时常失眠，想用甩手锻炼试一试，但不知道具体的练习方法，请问**如何用**

甩手锻炼改善睡眠？

解答：甩手锻炼也称甩手疗法，是在腰部带动下，通过双臂前后用力摆动而达到防病治病目的的一种体育疗法。甩手锻炼从明代开始就已在民间广泛流传，由于其简单易学，且作用独特，所以深受人们喜爱。

甩手锻炼运动量小，运动强度不大，但对人体全身肌肉可起到牵拉作用，使膈肌的升降幅度加大，加强了胃肠蠕动，有利于消化吸收。同时甩手时意念集中，气沉丹田，外动内静，动中寓静，可调整脏腑功能，疏通经络，促进气血运行，使大脑皮质的兴奋与抑制达到平衡。长期坚持甩手锻炼，对增强体质，提高机体抗病能力，调治失眠、神经衰弱、高血压病、慢性胃炎、慢性支气管炎等多种慢性病有一定作用，是失眠患者自我改善睡眠的有效方法之一。

甩手锻炼应选择在空气新鲜、环境安静之处进行，不宜在空腹时或饭后立即进行锻炼。甩手前要先做好准备工作，自然站立，全身肌肉尽量放松，双脚分开与肩同宽，双臂自然下垂，掌心向内。甩手时要注意以腰腿为轴心，重心在下，双膝微屈，两臂伸直，前后用力来回摆动。注意要在腰腿带动下甩手，特别是以腰带动臂甩手，不可单纯只甩动两臂。前摆时两臂和身体垂直线不要超过60°，后摆时不要超过30°。甩手要根据自己的体力掌握次数和速度，由少到多，由慢到快，循序渐进，使身体能适应，才能达到锻炼的目的。通常摆动的频率每分钟不宜超过 60 次，每日早晚各锻炼 1 次，各摆动 200～500 次，以身体发热、温暖、微出汗为佳。甩手后应保持站立姿势 1～2 分钟，然后做放松活动。

二十三、失眠患者怎样练习醒脑健身操？

咨询：我是报社编辑，患失眠已很长一段时间了，听说坚持练习醒脑健身操对像我这样因用脑过度引发的失眠很有效，我想练习一段时间试试，请您告诉我**怎样练习醒脑健身操？**

解答：醒脑健身操分梳头按摩、站立摆臂、弓步划弧、双臂绕环、提落双臂、握拳捶腰以及拍打胸背共 7 节,具有恢复大脑皮质兴奋与抑制平衡的作用,坚持练习能保持良好的情绪,促进血液循环,改善睡眠,消除失眠者头晕头痛、心烦急躁等自觉症状,对纠正失眠大有帮助。下面给您介绍具体练习方法。

(1)梳头按摩:双手搓热,擦面数次,然后自额前如梳头状向脑后按摩数次,再由前额、两侧颞部向后至枕部,继而沿颈后向下再至颈前,向下按摩至胸前,如此反复按摩 20 次左右。

(2)站立摆臂:自然站立,双臂前后自然放松摆动 100～200 次。

(3)弓步划弧:自然站立,左脚向左前方出一步,脚跟着地成左虚步,同时双手半握拳至胸前,重心前移成左弓步,双臂经前上方成弧形向前下方落下,眼看左手。之后身体重心再后移成左虚步,同时双臂经前上方弧形收回胸前。连做 10 次后,换右脚再做 10 次。

(4)双臂绕环:两脚开立,左臂前举,右臂侧举,然后左臂经下向外绕环至前举,右臂经下向内绕环至侧举,此为 1 次,连做 10 次。然后两手臂互换姿势做绕环动作,再连做 10 次。

(5)提落双臂:左脚向前跨一步,双手上提至胸前,前臂平屈,继续上提并翻掌成上举,然后双腿慢慢下蹲,同时双臂由体侧下落至体前,手指相对,掌心向上,身体再慢慢直立,双臂上提并翻掌成上举,反复做 4～5 次。接着换右脚在前,做 4～5 次。在练习时注意双臂上提时吸气,下落时呼气。

(6)握拳捶腰:两脚自然开立,双手半握拳由下向上同时捶击腰背 5～8 次,边捶上身边向前倾,达 45°左右,之后双拳再由上至下捶击腰背 5～8 次,边捶上身边向后抑。

(7)拍打胸背:两脚自然开立,上体右转,两臂屈肘,左掌心在心前区拍打,右手背在后心区拍打;再上体左转,右掌心在心前区拍打,左手背在后心区拍打。如此连续拍打 10～15 次。

二十四、失眠患者怎样练习健足操？

咨询：我是失眠患者，听说晚上睡前用热水洗脚，并坚持练习健足操，不仅可消除一天的疲劳，更能使人安然入眠，是调养失眠的好办法，麻烦您告诉我**失眠患者怎样练习健足操?**

解答：的确像您说的那样，晚上睡前用热水洗脚，并坚持练习健足操，可消除一天的疲劳，促使失眠患者安然入眠，是调养失眠的好办法，您有失眠的情况，可练习一段时间试一试。健足操共分 8 节，下面给您介绍具体练习方法。

第一节：站立位，单脚踮起足尖并用力蹬地。两脚分别重复做 20 次。

第二节：站立位，两脚并拢，原地双脚尖同时踮起，维持 3 ~ 5 秒钟，还原。重复做 15 ~ 20 次。练习节奏由慢到快。

第三节：站立位，两脚尖同时踮起，接着两脚跟向两侧分开，再并拢，还原。重复做 8 ~ 10 次。

第四节：坐位，两脚并拢，先双腿屈膝举腿，踝关节做有力屈伸，然后还原。重复做 15 ~ 20 次。

第五节：坐位，两脚并拢，在足跟不移动的情况下，两足掌、足趾向左右两侧分开，再并拢。然后在足趾不移动的情况下，两足跟做左右分开，而后并拢。各重复做 15 ~ 20 次。

第六节：站立位，右足跟略上提，用足趾在地面做向前、向左、向后的移动；然后换左脚做相同的练习。各重复做 10 次。

第七节：站立位，重心先移到左脚，右足跟上提，缓缓放下时，重心逐渐移向右脚，同时左足跟上提，如此周而复始。重复做 30 ~ 40 次。

第八节：坐位，右腿自然架在左腿上，右足趾及踝关节做大幅度绕环动作。两足交替，各做 10 次。

二十五、怎样通过梳头改善睡眠?

咨询:我今年 27 岁,患失眠已经有很长一段时间了,昨天从电视上看到养生专家讲坚持梳头能有效改善睡眠,但我不知道如何梳头才恰当,请您告诉我**怎样通过梳头改善睡眠?**

解答:梳头是日常生活起居中不可缺少的一部分,是一种整理和修饰头发的方法,同时梳头也有健身养脑之功效,"发宜常梳"乃我国最古老的养生保健方法,坚持梳头确实能有效改善睡眠。

头部是五官和中枢神经之所在,为诸阳之会,汇集着人体十二经脉和奇经八脉等数十条经脉的穴位。经常梳头,加强对头部的按摩,能刺激头皮末梢神经和毛细血管,有效地改善大脑皮质的兴奋与抑制过程,调节中枢神经系统功能,通过梳头,刺激头部的穴位,还可疏通血脉,改善头部的血液循环,使经络畅达,气血宣通,阴阳平衡,起到健脑提神、养心安神、改善睡眠、解除疲劳、延缓衰老等作用。

梳头的方法简单多样,可用牛角梳或木梳(勿用塑料及金属制品),每日清晨起床后、午休后或晚上睡觉前,从前额经头顶到枕部,反复进行梳理;也可用自己的十个指头,自前额发际开始,由前向后梳拢头发至后发际。梳头时动作要缓慢柔和,用力均匀,不要用力过猛,以免划破头皮。可有意识地在百会、风池、太阳等穴位处多梳几遍,或对穴位进行适当的按摩,以加强刺激。每日梳理的时间和次数可根据具体情况灵活掌握,一般每次梳理 2 ~ 3 分钟,每日梳头 2 ~ 3 次为好。

二十六、老年人如何做福寿操调养失眠?

咨询:我今年 63 岁,是失眠患者,正在服用中药汤剂调治,昨天我们大院的崔老师说他练习福寿操调养失眠效果不错,我想试一试,请您告诉我**老年人如**

何做福寿操调治失眠?

解答:老年人做福寿操确实能调养失眠,您患有失眠,不妨试一试。福寿操是由日本琉球大学和日本国立精神神经中心共同设计的简单体操,它结合了腹式呼吸和身体伸展,对改善老年人的睡眠很有帮助,下面给您介绍具体做法。

(1)第一节为活动脖颈。头向前倾,直到感到肌肉有些抽紧,持续10秒钟。前后左右各做1次。

(2)第二节为刺激、活动肩膀肌肉。慢慢抬肩,然后突然放松,回到原来的位置。如此重复做10次。

(3)第三节为扩胸。伸展双手在背后相握,往后伸展扩胸。持续10秒钟。

(4)第四节为压手掌。双手平举在胸前,吸气时向中间施力,呼气时放松,重复做10次。

(5)第五节为舒展背脊。双手抓椅子的同一边,慢慢扭转上半身,持续10秒钟,反方向再做1次。

(6)第六节为弯曲脚趾、刺激脚跟。坐在椅子上,双脚往前伸直,向上抬,脚趾向脚心方向弯曲,然后突然放松。重复做10次。

二十七、失眠患者怎样练习肌肉放松体操?

咨询:我今年40岁,是科研工作者,由于科研任务繁重,近几个月作息时间全打乱了,还出现了失眠,听说练习肌肉放松体操能调养失眠,请问**失眠患者怎样练习肌肉放松体操?**

解答:人们的工作性质有脑力劳动和体力劳动之分,其疲劳不外乎是由于肌肉紧张和神经紧张引起的,同时两者又互相影响。消除肌肉和神经紧张带来的疲劳,需要通过适当的放松来解决,肌肉放松操就是根据这一原则创立的。肌肉放松操分颈部放松、面部放松、伸展运动、挺胸运动、转体运动以及深呼吸共6节,若能坚持练习,确能达到消除肌肉和神经紧张带来的疲劳,使人全身放松,心身愉快的目的,也是改善睡眠的好办法。下面给您介绍具体练习方法。

(1)颈部放松:①呈正坐位,伸展背肌。②双肩尽量向上提。③上下唇角尽量向左右用力拉开。④双眼尽量睁大。⑤上述姿势准备好后,全身突然放松作为休息,重复做多次。这种方法有助于使头脑清醒。

(2)面部放松:①张大嘴,双唇张圆,唇、面部肌肉紧张收缩后突然放松,并保持放松状态2~3分钟。②双唇紧闭,嘴角下拉成"∧"形,使面部肌肉感到紧张。③双唇紧收向前突出,使双唇及唇周围肌肉感到紧张。④紧皱双眉,使眉间和眼周肌肉感到紧张。⑤皱起额头,使额部肌肉感到紧张。⑥紧咬磨牙,使咀嚼肌感到紧张。这种方法可以振奋人的精神。

(3)伸展运动:①呈正坐位,上身放松,靠在椅背上。②双臂充分向上伸展,同时全身也随之向上伸展(如手指交叉,手心向上则更为有效),头部后仰,嘴自然张开,在伸展时做深吸气。③缓缓呼气的同时恢复原状态。以上伸展动作反复做3次,然后头、肩、臂放松,闭眼轻松的休息1~2分钟。

(4)挺胸运动:①双手伸向背后,用手掌推椅子的靠背,向前用力挺胸,头部尽量后仰。②然后缓缓将手离开椅子靠背,胸部放松。重复4次后,放松休息1分钟。

(5)转体运动:①站在椅背后,双手握椅背,大幅度做转体动作(头随身体转动)。②左右各做2次,交替进行,然后上半身充分休息1分钟。

以上(3)、(4)、(5)节适宜于长期坐办公室的人。

(6)做深呼吸:①尽可能靠后坐满椅面,双腿平伸至桌下。②肩、臂肌肉和关节尽量放松。③配合做深呼吸,呼气时用嘴呼气。④在热烈争论时,要行深呼吸后再发言,激动或不愉快时也要做做深呼吸,可使全身放松,情绪稳定。

二十八、失眠患者怎样练习防止老化体操?

咨询:我今年41岁,是高中教师,近段时间晚上睡眠总是失眠,听说练习防止老化体操对失眠有较好治疗调养作用,我想试一试,请您告诉我**失眠患者怎样练习防止老化体操?**

解答:防止老化体操是日本长野县佐久综合医院研究制订的,在日本颇为流行。其要点有三:其一是深呼吸;其二是肌肉和关节的屈伸、转动及叩打肌肉的动作;其三是以正确的姿势进行。每日早晨起床后、晚上睡觉前及工作间歇时,坚持练习防止老化体操,不仅能健体强身、延年益寿,对失眠、便秘、高血压病、肺气肿、冠心病、神经衰弱、慢性支气管炎等多种慢性病也有较好的辅助治疗调养作用,下面给您介绍具体的练习方法,您可以在当地医生的指导下进行练习。

(1)深呼吸:双脚跟靠拢自然站立,双手由体前向上举,同时深吸气。然后双手由体侧放下,同时呼气。如此练习2次,呼气、吸气缓慢进行。

(2)伸展:双手10指交叉向头上高举,掌心向上,双臂伸直,头颈尽量后仰,眼看天空,背部尽量伸展。

(3)高抬腿踏步:左右大腿交替高抬踏步,双臂前后大挥摆。

(4)手腕转动:双手半握拳向内、外转动4次,重复练习2遍。

(5)手腕摇动:手腕放松,上下摇动,如此练习,时间约1分钟。

(6)扩胸:双脚稍开立,双臂由前向上举至与肩平,向两侧屈,同时用力扩胸,然后放松,使身体恢复至原站立时的姿势,重复练习4次。

(7)体转:手臂向外伸展,身体向侧转,左右两臂交替,反复进行4~6次。

(8)体侧:双脚分开,比肩稍宽,左手叉腰,右手由体侧向上摆动,身体向左侧屈2次,左右交替,反复进行4~6次。

(9)叩腰:双脚并拢,身体稍前倾,双手轻轻叩打腰部肌肉。

(10)体前后屈伸:双脚开立,体前屈,手心触地面,还原到开始时的姿势,再将双手置于腰处,身体向后屈,头向后仰。

(11)体绕环:双脚开立,从身体前屈的姿势开始,大幅度向左、后、右做绕环动作,接着向相反方向绕环,重复练习2次。

（12）臂挥摆、腿屈伸运动：双臂向前、向上摆，同时起踵（脚后跟），再向下、向后摆，同时屈膝，重复练习4次。

（13）膝屈伸：双手置于膝部，屈膝下蹲，然后再还原到开始时的姿势，重复练习4次。

（14）转肩：双肘微屈，双肩同时由前向后、由后向前各绕4次，重复练习2遍。

（15）上、下耸肩：双臂自然下垂，用力向上耸肩，再放松下垂，如此重复练习数遍。

（16）转头部：双脚开立，叉腰，头部从左向右，再从右向左各绕数次。

（17）叩肩、叩颈：右（左）手半握拳，叩左（右）肩8次，重复2遍。然后手张开，用手掌外侧以同样的方法叩颈部。

（18）上体屈伸：双膝跪地，上体向后屈，同时吸气，然后身体向前屈，将背后缩成圆形，同时呼气，臀坐在脚上。

（19）脚屈伸：坐在地上，双腿伸直，双臂于体后支撑，两腿交替进行屈伸活动。

（20）俯卧放松：取俯卧位，身体放松，如此休息几分钟。

（21）腹式呼吸：取仰卧位，使横膈膜与腹肌同时运动，进行深吸气，然后用手按压腹部进行呼气。

二十九、失眠患者练习太极拳应注意些什么？

咨询：我是失眠患者，我知道太极拳是一种动静结合、刚柔相济的防病治病方法，我想跟着电视学习太极拳，但不清楚其注意点，请您告诉我**失眠患者练习太极拳应注意些什么？**

解答：太极拳确实是我国传统的体育运动项目，它"以意领气，以气运身"，用意念指挥身体的活动，是健身运动中运用最广泛的一种方法，也是"幼年练到白头翁"的养生锻炼手段。

太极拳强调放松全身肌肉,心静、用意、身正、收敛、匀速,将意、气、形结合成一体,使人体的精神、气血、脏腑、筋骨均得到濡养和锻炼,能疏通经络、调节气血运行,具有祛病强身的功能,对失眠、便秘、神经衰弱、高脂血症、肥胖症、高血压病、冠心病、慢性气管炎、颈肩腰腿痛等多种疾病有一定的辅助治疗作用,是一种动静结合、刚柔相济的防病治病方法,也是失眠患者自我运动锻炼的常用方法之一,失眠患者宜在医生的指导下明白注意事项后进行练习。

太极拳广为流传,而且流派众多,各有特点,架式也有新、老之分。目前最为流行的是陈、杨、吴、武、孙五大流派。陈式以气势腾挪、刚柔相济、发劲有力见长;杨式以舒展大方、匀缓柔和、连绵不绝为特点;吴式的特点是柔软匀和、中架紧凑;武式以内走五脏、气行于里为主;孙式则注重开合有数、精神贯注。另外,国家体委还以杨式太极拳为基础,编成"简化太极拳"(俗称"太极二十四式"),供人们练习使用。

您想跟着电视学习太极拳是可以的,其中具体的练习方法和步骤介绍得很清楚,现仅就练习太极拳应注意的 10 项原则做如下说明:

(1)站立中正:站立中正,姿势自然,重心放低,以利于肌肉放松,动作稳重而灵活,呼吸自然,可使血液循环通畅。

(2)神舒心定:要始终保持精神安宁,心情平静,排除杂念,使头脑静下来,全神贯注,肌肉要放松。

(3)用意忌力:用意念引导动作,"意到身随",动作不僵不拘。

(4)气沉丹田:脊背要伸展,胸略内涵而不挺直,做到含胸拔背,吸气时横膈要下降,使气沉于丹田。

(5)运行和缓:动作和缓,但不消极随便,这样能使呼吸深长,心跳缓慢而有力。

(6)举动轻灵:"迈步如猫行,运动如抽丝",轻灵的动作要在心神安定、用意不用力时才能做到。

（7）内外相合：外动于形，内动于气，神为主帅，身为躯使，内外相合，则能达到意到、形到、气到的效果，意识活动与躯体动作要紧密结合，在"神舒心定"的基础上，尽量使意识、躯体动作与呼吸相融合。

（8）上下相随：太极拳要求根在于脚，发于腿，主宰于腰，形于手指。只有手、足、腰协调一致，浑然一体，方可上下相随，流畅自然。要全神贯注，动作协调，以腰为轴心，做到身法不乱，进退适宜，正所谓"一动无有不动，一静无有不静"。

（9）连绵不断：动作要连贯，没有停顿割裂，要自始至终，一气呵成，使机体的各种生理变化得以步步深入。

（10）呼吸自然：太极拳要求意、气、形的统一、谐调，呼吸是十分重要的，呼吸深长则动作轻柔。一般来说，初学时要保持自然呼吸，以后逐步有意识而又不勉强地使呼吸与动作协调配合，达到深、长、匀、静的要求。

三十、热水浴有助于改善睡眠吗？失眠者如何进行热水浴？

咨询：我今年43岁，患失眠有一段时间了，听说热水浴有助于改善睡眠，失眠者可以经常进行热水浴，我有点不放心，请问**热水浴有助于改善睡眠吗？失眠者如何进行热水浴？**

解答：人们洗澡不仅是为了除汗去垢，清洁身体，同时也可以放松精神，消除疲劳。常言说："睡前沐浴睡更香"。忙碌了一天的人们，晚睡前在热水里泡一泡，洗个热水澡，在享受惬意的同时也带走了一天的疲劳，能消除肢体的酸困不适，有助于睡一个好觉。

热水沐浴好处很多，热水浴有助于改善睡眠。首先，热水沐浴可以祛除汗污油脂和洁净皮肤，降低皮肤感染疾病的机会，有利于皮肤的健康。其次，热水沐浴可加速血液循环，有活血通络、舒筋止痛等作用，一些有关节肌肉酸痛或某

201

些慢性疾病的患者,通过热水沐浴按摩及关节的活动,可使血脉通畅,减轻病痛。再者,沐浴能消除疲劳,有助于睡眠。沐浴时全身放松,肌肉及精神上的紧张得以松弛,尤其是晚上睡觉前在热水中冲一冲或泡一泡,可以消除一天的疲劳,使人轻松入睡。

热水沐浴有不少好处,确实能改善睡眠,但洗浴的方式应得当。如在热水中冲泡时间太长,会使血液大量集中于体表,影响内脏供血和其他功能,反使人产生疲劳甚至虚脱;水温太热会使皮肤水分流失,令皮肤干燥,易于老化;饭前饥饿时进行热水浴容易造成体位性低血压、脑缺氧,引起头晕心悸等。一般认为,失眠患者适宜在晚上睡觉前进行热水浴,热水浴的水温不宜太高,以 38 ~ 40℃为宜,热水洗浴的时间也不宜过长,以 10 分钟左右为宜。最好将热水倒入浴缸中浸泡洗浴,效果优于淋浴。浴后要及时擦干身上的水分,防止受凉感冒,并适当喝些淡盐水、果汁饮料等,以补充水分和维生素。

三十一、失眠患者怎样进行海水浴?

咨询:我今年 37 岁,生活在海滨城市,这里有海滨浴场,听说海水浴是失眠患者自我调养的好方法,正好近段时间我总是失眠,想用海水浴试试,请问**失眠患者怎样进行海水浴?**

解答:海水浴是人体在海水中浸浴,或用海水淋浴身体,利用海水的物理、化学作用,以及海滨空气、日光辐射的作用等,以达到强身健体、防治疾病目的的一种综合性的自我调养方法。海水浴有水浮应力刺激、温度刺激、水静压刺激等作用,这些作用可对机体产生有益的影响,能改善血液循环、调节神经系统功能,对改善失眠患者头晕头痛、心烦急躁、神疲乏力等自觉症状,促进睡眠大有帮助。您有海水浴的条件,想用海水浴调养失眠是可以的,下面给您介绍海水浴方法。

每年的夏季(7~9 月份)是海水浴的最佳季节,每天入浴的时间以上午 9

时至 11 时和下午 3 时至 5 时为好。海水浴宜选择在天气晴朗、阳光充足、海水相对平静的时候进行,一般要求海水的温度应在 20℃以上,气温高于海水温度 2℃以上。海水浴的方式多种多样,可在海边浅水处进行仰卧式或俯卧式海水浴,也可站立浴或游泳浴,失眠患者可根据自己的年龄、体质等的不同选择适宜的沐浴方法。海水浴前要先散散步,做 5 分钟以上的准备活动,然后用水浇脸部和胸部,以使周身肌肤和神经适应。初次进行海水浴的时间不宜太长,应循序渐进,可由每次 5～10 分钟开始,以后逐渐延长,每次可控制在 30～50 分钟,体质虚弱者宜缩短海水浴的时间。在海水浴的同时还应注意进行适当的运动、按摩或做体操等,以增强效果。浴后要适当休息,可先做几节放松操,再在日光下小憩片刻。一般每日或隔日海水浴 1 次,最多每日不超过 2 次。

　　海水浴前应做体格检查,严防有海水浴禁忌证者进行海水浴。身体过度虚弱、高龄老人,以及患有心脏病、肺炎、出血性疾病、肝硬化、肾功能衰竭者等,均不宜进行海水浴。过饥、过饱时不宜进行海水浴,洗浴应以饭后 1～2 小时进行为好。进行海水浴时要结伴而行或有专人陪护,不能单独 1 人进行,不会游泳者只宜在浅水区,不要到深水区去,以避免发生意外事故。海水浴宜在天气晴朗、海水相对平静的时候进行,水温不能太低。浴前应做准备活动,浴后用毛巾擦干身体,稍事休息,注意预防感冒。

三十二、失眠患者怎样进行温泉浴?

咨询:我是失眠患者,居住在河南著名的温泉小镇,知道温泉浴有较好的保健疗养作用,听说失眠患者很适合温泉浴,温泉浴也有注意事项,请您告诉我**失眠患者怎样进行温泉浴?**

解答:温泉浴是应用天然的温泉水浸浴或淋浴身体,以达到养生保健、防治疾病目的的一种独特防病治病手段。大量实践证明,温泉浴对失眠有肯定的治疗效果。据报道,有 80%以上的失眠患者通过温泉浴使睡眠得以改善,头晕头痛、心烦急躁、心悸健忘等自觉症状得以缓解。您有温泉浴的条件，采用温泉浴调养失眠是可取的，下面给您介绍温泉浴的方法。

温泉浴的方法是多种多样的，您可根据自身的具体情况选择浸浴、淋浴或泳浴。浸浴时仰卧或坐在浴缸或浴池中，水温控制在 35～40℃，每次浸浴 10～30 分钟。淋浴时一般使用多孔淋浴喷头进行淋浴，水温控制在 37～41℃，每次淋浴 5～10 分钟。泳浴通常在温泉附近专设的调控在一定水温的矿泉泳池中进行，水温在 30～35℃，泳浴的时间因人而异，开始时以 5～10 分钟为宜，以后根据身体情况略为延长。

为了提高温泉浴治疗失眠的临床疗效，避免不良反应发生，温泉浴一定要在医生的指导下进行，要根据病情的需要选择合适的温泉和浸浴方式，严防有温泉治疗禁忌证者进行温泉治疗。失眠患者伴有严重心脏病、肾功能衰竭、水肿、出血性疾病、感染性疾病以及体质极度虚弱者，均不宜进行温泉浴。空腹或饱腹时皆不宜进行温泉浴，通常在饭后 1～2 小时进行温泉浴。要掌握好泉水的温度，根据病情的需要进行调整，防止过热或过凉。温泉浴的时间可根据情况灵活掌握，以患者感到合适为度。另外，浴前应做好准备活动，先用泉水淋湿全身，使身体适应后再入浴。浴后要及时擦干身上的水分，防止受凉感冒，并适当喝些淡盐水、果汁饮料等，以补充水分和维生素。

三十三、失眠患者怎样进行森林浴？

咨询：我患有失眠，今年刚退休，准备回老家安度晚年，我老家在山脚下，那里有茂密的森林，从报纸上看到森林浴有助于改善睡眠，我想试一试，请问**失眠患者怎样进行森林浴？**

解答：森林浴是指在森林公园、森林疗养地或人造森林中较多地裸露身体，尽情地呼吸，适当地功能锻炼，利用森林中的洁净空气和特有的芳香物质等，以增进健康、防治疾病的一种方法，也是近年来在国内外逐渐盛行的一种自我调养方法。森林浴能使人情绪稳定,心情舒畅,具有调节机体功能、镇静镇痛、健身延寿等作用,坚持进行森林浴有助于改善睡眠,纠正失眠者头晕头痛、心烦急躁、神疲乏力等自觉症状,是失眠者进行自我调养的好办法。

森林浴对调治失眠是十分有益的。当人们远离嘈杂拥挤的城市,置身于幽林深处之时,森林中的优美环境使你全身心地投入到了大自然的怀抱,把一切紧张、烦恼等抛于脑后,紧张的心理状态得以缓解,使人心情爽快。森林的光合作用可产生大量氧气,吸收二氧化碳、二氧化硫、氯气等有害气体,净化环境空气,同时树木能消除噪声,使空气、环境更为清新宁静,这些对神经系统功能的调节均有良好的作用。森林中负离子较多,可提高心、肺、脑血氧含量,对缓解失眠患者头晕耳鸣、心烦急躁、心悸健忘等症状,促进睡眠也有一定的作用。在森林中疗养,皮肤的温度可降低 $1 \sim 2$ ℃,脉搏每分钟减慢 $4 \sim 8$ 次,呼吸均匀而慢,血流减缓而使心脏负担减轻,使大脑清醒、心情愉快,可消除神经紧张和疲劳。另外,森林中的植物还可分泌出大量的芳香物质及挥发性植物杀菌素,机体吸收后可起到镇静、镇痛、驱虫、杀菌、抗炎等作用,也有益于失眠者的康复。

失眠患者进行森林浴,应选择在多种常绿植物组成的混交林中进行,以风景秀丽、气候宜人之地为佳。森林浴虽然一年四季均可进行,但以夏秋两季(5～10 月)最为理想。行浴的时间以阳光灿烂的白天较为适宜,一般应在上午 10 时至下午 16 时之间进行。沐浴时气温要凉爽,室外气温以 $15 \sim 25$ ℃ 为好。通常每次行浴 $60 \sim 90$ 分钟,每日 $1 \sim 2$ 次,也可根据自己的具体情况灵活掌握沐浴的时间和次数。

森林浴的方法简单易行,可有意识地穿短衣短裤,让清新的空气直接刺激皮肤,冷时则加衣服,并配合慢跑、保健体操、打太极拳等运动,大量呼吸森林中散发出的有益物质。在运动时要注意适当休息,休息时可做深呼吸,尽情欣赏森林的自然景色。也可在森林中躺在躺椅上闭目养神,忘掉周围的一切,在幽静的环境中倾听森林中的鸟鸣、风吹枝条发出的声音,以开阔人们的胸怀,使高度紧张的神经得以充分放松,还可在森林中漫步游览,调节心情,或在森林中放声歌唱。

为了保证森林浴安全有效,森林浴要注意选择适宜的场地和良好的天气,寒冷、大风、大雾的天气不宜进行森林浴。在进行森林浴时要注意结伴而行或有专人陪护,不能单独 1 人进行森林浴,以避免发生意外事故。在森林浴的过程中要根据情况随时增减衣服,以免受凉感冒。另外,森林浴要持之以恒,切不可三天打渔,两天晒网。

三十四、情绪对睡眠有何影响?

咨询:我平时就容易急躁发脾气,自从患失眠后更是动不动就发脾气,我们镇医院的医生说情绪波动会对睡眠造成不良影响,劝我改一改,我不太相信,请问**情绪对睡眠有何影响?**

解答:这里首先向您明确一点,不良的情绪、情绪波动确实会对睡眠造成不良影响,整天着急上火,动不动就发脾气,是不利于失眠的治疗和康复疗的。情绪是人类在进化过程中产生的,是人体对外界刺激的突然影响或长期影响产生的适应性反应,它与疾病的形成有着密切的关系。不少百岁老人的经验证明,乐观开朗是他们长寿的原因之一,若能经常保持乐观的态度,将对身体健康十分有利。相反,烦恼、忧愁、悲伤、焦虑、恐惧、愤怒、暴怒等都可能成为疾病的诱因,而损害身体健康。据统计,人类疾病有 50% ~ 80% 是由于不良心态、恶劣情绪引起的。情绪波动不仅易诱发失眠,也不利于失眠的治疗和康复,良好的情绪对防治失眠无疑是积极有益的。

(1)情绪波动不利于睡眠:良好的情绪对健康来说无疑是积极有益的,相反,不良的情绪对人体的健康是不利的,它容易使人罹患疾病或者使病情反复、加重。情绪紧张、忧郁寡欢、疑虑重重、坐卧不安易于引发失眠,也不利于睡眠的改善。失眠患者情绪容易变化无常,常因一些琐事而烦恼、流泪、发脾气,过后又感到后悔,因而常郁郁寡欢。有的患者对任何事都感到很厌烦,对声、光刺激特别敏感。失眠患者出现情志抑郁的原因复杂多样,但主要与以下两方面有关:一是患者肝气不舒,容易出现难以克制的发怒、生气等情绪过激的症状;二是患者对失眠缺乏正确的认识,担心变化成其他疾病,因而进一步影响睡眠、食欲等,"思虑过度,劳伤心脾",久而久之,失眠无改善的迹象,心悸、头晕、急躁等症状不轻反重。病情的加重和反复又进一步引起患者情绪不安,忧心如焚,甚至惶惶不可终日,形成恶性循环。外界刺激可引起强烈的、反复的、长时间的精神紧张及情绪波动,使大脑皮质的抑制和兴奋过程发生冲突,大脑皮质功能紊乱,不利于睡眠。

(2)保持良好的情绪有助于睡眠:失眠不同于其他躯体疾病,从门诊接触到的失眠病人分析,由生理因素、疾病因素、药物因素及饮食因素引起者远少于由心理因素所致者,绝大多数是由心理、社会因素引起的,与长期焦虑、忧郁、精神紧张、思虑过度密切相关。对于失眠患者来说,保持安静、淡泊,"志闲而少欲",控制情绪波动,避免妄想和激动,有助于改善睡眠和消除其他自觉症状。情绪上的波动能通过神经和内分泌系统的作用,影响血管、血压和脑细胞的功能,不利于失眠的治疗。人们常说"心病还需心药医""治病先治神""神静则宁",马克思也曾说,"一种良好的心情比十副良药更能够解除生理上的疲惫和痛楚"。乐观情绪是机体内环境稳定的基础,保持内环境稳定是失眠患者自身精神治疗的要旨。治疗失眠不能像对待其他疾病那样,在诊断确立之后开个处方用药就算完事,应重点调整患者的心理状态。失眠者要学会自我调整,主动适应环境的变化,设法摆脱各种不良因素,始终保持心情舒畅,做到性格坚韧,心胸开阔,情绪饱满,增强战胜疾病的信心,自觉主动地配合治疗,尽可能保持健康愉快的心情。

三十五、失眠患者的心理症结有哪些？

咨询：我患失眠已经很长一段时间了，现在我是每到晚上都有急于入睡的心理，可是越急越睡不着，听说失眠患者的心理症结有很多种，请您告诉我**失眠患者的心理症结有哪些？**

解答：由于心理因素引起的失眠占失眠患者的绝大多数，消除意识中的"心理创伤"，解除心理创伤对睡眠的干扰，是治疗调养失眠的重要一环。每当要睡着的时候，无意识中的各种心理症结就会自动出来干扰正常的睡眠，而失眠又可使情绪紧张、焦虑加重。前人有"睡眠先睡心"之说，睡眠的过程，睡眼是标，睡心是本，先睡心，后睡眼，只有注意先把"心"安下来，才能做到高枕无忧。

正像您所说的那样，失眠患者的心理症结确实有很多种。把失眠患者的心理症结归纳起来，主要有急于入睡的心理、经常自责的心理、做梦有害的心理、担心害怕的心理、期待盼望的心理以及手足无措的心理。

（1）急于入睡的心理：多数失眠者都有"失眠期待性焦虑"，急于入睡，晚上一上床就担心睡不着，或是尽力去让自己快入睡，"我怎么还睡不着""几点了，恐怕今夜我又睡不着了""快点睡着吧""睡不着明天更没精神了"等不断在脑海里回荡，结果适得其反。正常情况下，人的大脑皮质的兴奋与抑制相互协调，交替形成周而复始的睡眠节律，白天脑细胞处于兴奋状态，工作一天后就需要休整，进入抑制状态而睡眠，待休整一夜后，又自然转为清醒。急于入睡的心理是想入睡，但想入睡的思想本身是脑细胞兴奋的过程，越想睡，越怕失眠，越想问题，脑细胞就越兴奋，故而更难入睡。其实，保持平静的心情，多数可很快入睡。

（2）经常自责的心理：有些人因为一次过失后，感到内疚自责，常常像放电影一样，在脑子里反复重演过失事件，并懊悔自己当初没有妥善处理。白天事情多，自责懊悔情绪稍轻，每到夜晚则徘徊在自责、懊悔之中，大脑异常兴奋，结果久久难以入睡。正确对待已发生的各种事件,始终保持平常心,是解除自责心理,改善睡眠的好办法。

(3)做梦有害的心理:有相当一部分失眠者,不能正确对待睡觉做梦,总认为梦是睡眠欠佳的表现,对人体有害,甚至有人误认为多梦就是失眠,这种错误的观念使人焦虑、忧愁,担心入睡后会再做梦,这种"警戒"心理往往影响睡眠质量。其实,做梦不仅是一种正常的心理现象,也是大脑的一种工作方式,每个人都会做梦,只是有的人重视、注意,而有的人不放在心上罢了。做梦对大脑来说也是一种休息,在睡梦中重演白天所做的事或往日的经历,有助于记忆并把无用的信息清理掉,梦本身对人体并无害处,有害的是认为做梦有害的心理,使自己产生心理负担。正确对待做梦,消除做梦有害的心理,对改善睡眠大有好处。

(4)担心害怕的心理:有的人生性胆小怕事,有担心害怕的心理,每到晚上天黑下来就怕这怕那,不敢一个人到房间去,怕有"鬼"、有"神",尤其是一个人在房间里时更是明显,甚至于不敢一个人睡觉,心神恍惚,睡在床上仍心悸不安,大脑被"鬼""神"所困扰,这种人往往入睡困难,即使睡着也噩梦纷纭。做好心理疏导工作,逐步克服担心害怕的心理,保持稳定的心态,其睡眠自会不断改善。

(5)期待盼望的心理:期待盼望的心理是指期待某人或做某事而担心睡过头误事,因而常出现早醒或睡不着。比如工厂的工人、医院的护士,在连续上大夜班时(夜里12点上班),常常晚上6~7点睡觉,因害怕迟到,睡得不踏实,睡上1~2小时就被惊醒,久而久之便成了入睡困难且又早醒的患者。也有的人为了赶火车、汽车,为了起早去办事,或在职称评定、晋升、考试结束快要公布结果之前,处于期待盼望的心理状态,难以入睡或早醒。因此,做好前期准备工作,始终保持平常心,才有助于克服期待盼望引起的睡眠障碍。

(6)手足无措的心理:有的人心理素质较差,在受到突发事件的刺激后,不能做出正确的反应，往往感到手足无措，不知如何是好，以致晚上睡觉时也思前想后，始终处于焦急状态而影响睡眠。因此，从思想上正确对待发生在身边的事情，遇变而不惊，泰然处之，及时排遣和改善忧愁悲怒的心境，才能防止失眠发生。

三十六、治疗失眠的心理疗法有哪些？

咨询：我是失眠患者，我知道心理因素在失眠的发病中占有重要地位，也清楚心理疗法可以改善睡眠，听说治疗失眠的心理疗法有很多，请您告诉我**治疗失眠的心理疗法有哪些？**

解答：心理疗法是指利用语言、表情、姿势、态度和行为，影响或改变患者的感受、认识、情感、态度和行为，减轻或消除使患者痛苦的各种情绪、行为及躯体症状，以达到恢复健康的目的。心理因素在失眠的发病中占重要地位，心理疗法不仅可改善睡眠，还可减轻或消除失眠患者伴随的急躁易怒、心悸头晕、神疲乏力等诸多症状。心理治疗的理论和方法很多，用于失眠的心理疗法主要有认知疗法、疏导疗法、暗示疗法、放松疗法等，下面给您逐一介绍。

（1）认知疗法：认知疗法是以纠正和改变患者适应不良性认知为重点的一类心理治疗的总称，它通过分析病人现实思维活动，找出错误的认知，通过一定的方法改变人的认识过程和由这一过程所产生的观念来纠正本人的适应不良的情绪或行为。心源性疾病往往来自于患者对事物不正确的观念和认识，认知疗法以改变不良认知为主要目标，继而也产生患者情感及行为的变化，以促进心理障碍的好转。

（2）疏导疗法：语言是最常见、最方便的心理治疗工具，疏导疗法就是通过一定的语言沟通或采用其他形式，开导患者，帮助患者进行心理病机分析，让患者了解到防治疾病、保持身心健康的知识，指导患者选择适合方便的治疗方法，将心中解不开的结打开，不良情绪疏导出去，使之心情舒畅。

（3）暗示疗法：一个愿望、一种观念、一种情感、一个判断或一个态度在一个人的心中出现和起作用时，如果没有遇到任何相反的观念、相反的动机和相反的评价，就叫暗示。暗示是人心理活动的基本特征之一，但有个体差异。采取某种措施，诱导患者在不知不觉中接受医生的提示，按照医生的要求出现某些生理性反应，以治疗疾病的方法即为暗示疗法。暗示疗法有外界暗示和自我暗示两种形式，就失眠患者来说，以采取自我暗示进行治疗较为适宜。

（4）放松疗法：放松疗法又称松弛疗法、放松训练，是一种通过训练有意识地控制自身的心理生理活动、降低唤醒水平、改变机体紊乱功能的心理治疗方法。实践表明，心理生理的放松有治疗疾病的功效，有利于身心健康。像我国的导引、印度的瑜伽、德国的自生训练等，都是以放松为目的的自我控制训练。放松疗法是对抗焦虑情绪的一种常用方法，治疗失眠有肯定的疗效。

除上述方法外，精神分析法、行为疗法、生物反馈疗法、森田疗法等心理疗法也都是调治失眠的有效方法，因其内容较繁杂，这里不再介绍，您可参考有关书籍。

三十七、如何用心理暗示改善睡眠？

咨询：我今年33岁，是政府机关干部，近段时间晚上睡觉总是辗转反侧，难以入睡，听说通过心理暗示可以改善睡眠，我想试试，麻烦您给我讲一讲**如何用心理暗示改善睡眠？**

解答：心理学认为，心理暗示对人的行为结果有一定的影响，积极的暗示使人采取积极乐观的态度面对困难，有利于使好的结果出现；相反，消极的暗示使人缺乏斗志，悲观失望。改变自我暗示，使消极暗示变成积极暗示，从而改变我们的行为方式，使事情向好的方向发展，一般积极的暗示对入睡都会有帮助，心理暗示也是改善睡眠行之有效的方法。

睡不着时，很自然地希望尽快睡着，但是越想睡就越睡不着，越睡不着就越想睡。于是我们变得烦躁、兴奋，浮想联翩，很久不能入睡。所以失眠时，不要烦恼，不要想"怎么这么晚了我还没有睡着""今晚不要失眠啊"，不要猜测"今晚能睡好吗""失眠能治好吗"等等。因为这样想只会增加痛苦，这些都是对失眠的不良暗示，越暗示自己睡不着就越睡不着，这正是引起失眠恶性循环的开始。应该想"当我身体疲乏的时候，我自然就会睡着，现在没有睡着，只是我现在还不够疲乏。"或者暗示和鼓励自己"我一定能很快睡着"，用积极的暗示取代消极的暗示，这是一种注意力的转移。这样，兴奋的大脑就会逐渐平静下来，自己就能慢慢进入睡梦中了。许多失眠的朋友自己都有过这样的体验，每个人可以根据自己的实际情况摸索出自己特有的积极暗示的语言和方式，通过心理暗示来改善睡眠，促使失眠逐渐康复。

三十八、如何用心理方法调理精神紧张引起的失眠？

咨询： 我今年40岁，是初中教师，由于准备晋升职称，精神过于紧张，已连续半个月出现失眠了，听说心理方法可调理此类失眠，请问**如何用心理方法调理精神紧张引起的失眠？**

解答： 在忙碌的生活中，人们都有基本的物质和精神上的需求，而这些需求常会造成某种程度上的压力，使有些人无法从紧张的工作和生活中松弛下来，以致使一些人彻夜难眠。晋升职称是广大教师的职业发展需要，在现实生活中可以说有相当一部分教师和您一样由于精神紧张等原因在晋升职称时出现失眠。

失眠并不单是晚上睡觉辗转反侧、难以入睡，休息不好还会影响第二天的精神，使人感到疲倦，注意力不集中，且因担心次晚难以成眠而更加紧张，如此反复而成恶性循环。如果失眠长时间不能解除，个人则会感到所面对的任务繁重，困难无法克服，精神处在紧张焦虑状态之下。俗话说"心病还需心药医"，调理精神紧张引起的失眠必须消除引发失眠的精神因素。用心理方法调理精神紧张引起的失眠应注意从以下几个方面入手：

（1）认清病因，立即放松，要清楚自己的失眠是由于白天精神紧张所致，以最短的时间放松身心。

（2）要正确评价自己，很多紧张是因为对自己的行为未能正确评价所产生的，所以如果能从不同的角度来看自己的行为，发现善美，看到优点、长处和成绩，就可使自己的心情好转而减少紧张。

（3）客观看待外界他人，学会疏导自己，应把世界看成是美好的，采取不同的观点来看我们所生存的周围环境，这样才能促进心情好转而消除紧张。对他人期望不要过高，对自己也不可过分苛求，要学会自己疏导情绪，也要学会"屈服"于别人，抛开不愉快的事情，保持心理平衡，对防治失眠有妙不可言的益处。

在心理治疗无效时，也可通过配合按摩疗法、运动锻炼、耳穴贴压以及饮食药膳等调养方法进行调理，若有必要，还可短时辅助给予少量药物或安慰剂。

三十九、怎样用音乐疗法改善睡眠？

咨询：我今年 36 岁，自从父亲出事后，由于心情紧张、焦虑等原因，已失眠很长一段时间了，听说音乐疗法可以改善睡眠，正好我比较喜欢音乐，请问**怎样用音乐疗法改善睡眠？**

解答：音乐与人的生活息息相关，优美动听的音乐，不但能陶冶人的性情，而且也是使人保持良好情绪，防治疾病和增进健康的"良药"。音乐疗法就是通过欣赏音乐或参与音乐的学习、排练和表达，以调节人的形神，使人心情舒畅，促使病体顺利康复的一种治疗方法。

用音乐治疗疾病在医学中早有记载。在两千多年前，我国的《乐证》一书中就指出音乐对调剂人的生活与健康有很好的作用。《黄帝内经》中也详细阐述了五脏与五音（角、徵、宫、商、羽）及七情之间的对应关系，并对五音疗疾进行了系统论述。宋代文学家欧阳修曾因忧伤政事患了抑郁症，饮食大减，身体消瘦,屡进药物无效,后来他每天听《宫声》数次,心情逐渐从抑郁、沉闷转为愉快、开朗,久而久之,就不知有病在身了,他深有感触地说:"用药不如用乐矣!"。

音乐治疗的形式有多种,最常用的是音乐感受法,即通过欣赏音乐,达到心理上的共鸣与自我调整。强烈的焦虑、紧张、痛苦、抑郁等情绪严重影响睡眠,悦耳动听的乐曲,悠扬轻快的旋律,沁人肺腑的乐声,能使人凝神于音乐之中,排除杂念,全身放松,对人们的身心具有显著的调节作用,是使人保持良好情绪的好方法,可使失眠患者的紧张心理得以松弛,恢复平静,达到镇静助眠的目的,有助于改善睡眠。失眠者应经常欣赏高雅悠扬、节奏舒缓、旋律清逸、风格隽秀的古典乐曲、民族音乐和轻音乐等。当然,并不是所有的音乐对人的身心健康都有益处,由于人的年龄、经历、经济条件、文化修养等的不同,所喜欢的音乐也就大不相同,且失眠者的情绪和心态也各不一样,只有根据自己的病情和心理状态等,选择与之相适宜的乐曲,做到"对症下乐",才能达到音乐疗疾的目的。

为了帮助失眠者用音乐疗法来调节自己的情绪,改善睡眠,下面选列了几类音乐处方,以供选择:

(1)解除忧郁:可选择用《春天来了》《啊,莫愁》《喜相逢》《喜洋洋》《在希望的田野上》《百鸟朝凤》等。

(2)消除疲劳:可选用《假日的海滩》《矫健的步伐》《锦上添花》等。

(3)增进食欲:可选用《花好月圆》《欢乐舞曲》《餐桌音乐》等。

(4)舒畅心情:可选用《江南好》《春风得意》《春天的故事》《军港之夜》等。

(5)振奋精神:可选用《狂欢》《解放军进行曲》《步步高》《娱乐生平》等。

(6)除烦镇静:可选用《塞上曲》《平湖秋月》《春江花月夜》《仙女牧羊》等。

在进行音乐治疗时,要专心去听,不能边听边做其他事;音量不宜太大,以舒适为度,一般控制在 60 分贝以下;环境要舒适雅静,不受外界干扰;听曲前要静坐休息 3~5 分钟,听音乐后进行适当的散步活动,与人交谈一些趣事。一般每次治疗 20～30 分钟,每日 1～3 次。

四十、如何保持规律化的生活起居?

咨询:我今年 49 岁,近段时间时常失眠,我知道保持规律性的生活起居对失眠患者来说十分重要,但具体应该怎么做不太清楚,麻烦您给我讲一讲**如何保持规律性的生活起居?**

解答:《内经》中说:"起居有常,不妄劳作。"任何事物都有其自然规律,人体也有精密的生物钟,睡眠与苏醒,血糖的调节,激素的分泌,食物的消化吸收过程,以及体温、血压、脉搏等的变化,都受生物钟的影响。人的生活规律与生物钟同步才能使人体内环境协调,规律的生活制度有利于大脑皮质把生活当中建立起来的条件反射形成固定的动力定型,有利于神经系统和神经递质的传递,使大脑和体内各器官保持良好的功能和状态。

良好的生活习惯有助于脑神经细胞的兴奋与抑制平衡协调,有节奏地工作,合理的起居对预防失眠非常重要。有的人工作与休息的时间不分,饮食与睡眠的时间不定,他们在晚上或午间休息时继续工作或学习,该进行休闲娱乐活动时又觉得不习惯,或没有兴趣而不参加,有的人通宵达旦地娱乐而妨碍正常的睡眠,也有的人要么不睡觉而一睡就是睡一天甚至更长的时间,如此长期地生活无规律,必然会出现头晕乏力、记忆力减退、工作能力下降,久而久之难免出现失眠。为了改善睡眠和预防失眠,在日常生活中一定要做到生活有规律,科学地安排每一天的生活,养成起居定时,生活、学习、工作有规律的习惯,每天按时睡觉,按时起床,并制订出生活时间表,不要因工作、社交活动、家庭琐事或娱乐破坏正常的作息时间。

早晨起床后最好到室外活动,多呼吸新鲜空气。工作与休息要交替进行,做到劳逸结合,应避免过于劳累,避免久坐、久立、久行和久卧,体力劳动后应注意充分休息,脑力劳动后应注意精神放松。"胃不和则卧不安",饮食不当也影响正常睡眠,要做到饮食有节制,"早饭吃好,午饭吃饱,晚饭吃少",避免过饥过饱,晚饭要忌过饱,以免影响睡眠。要限制食盐的摄入量,多吃水果、蔬菜,多喝牛奶,少吃肥腻之品。晚上不宜看惊险小说、电视及竞争激烈的体育比赛转播。晚睡前切勿饮浓茶、咖啡或刺激性饮料,可到室外活动 10 ~ 20 分钟,放松一下,用温水泡脚,做几节保健按摩操,以利正常睡眠。